Ḥommage de l'Aufeuꝛ

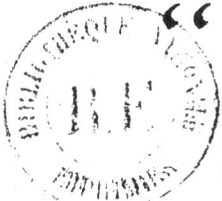

"VIVRE"

LES LOIS BIOLOGIQUES
DE LA FAMILLE ET DE LA SOCIÉTÉ HUMAINES

LA MATIÈRE ET LA VIE

CONFÉRENCES

faites au Foyer et à l'École des hautes études sociales

LES 13 ET 23 DÉCEMBRE 1913

PAR

LE DOCTEUR GRASSET

PROFESSEUR A LA FACULTÉ DE MÉDECINE DE L'UNIVERSITÉ DE MONTPELLIER

MONTPELLIER

ROUMEGOUS & DEHAN, IMPRIMEURS

1914

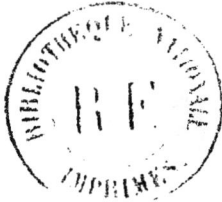

"VIVRE"

Les lois biologiques de la famille
et de la société humaines

La matière et la vie

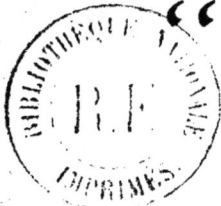

"VIVRE".

LES LOIS BIOLOGIQUES
DE LA FAMILLE ET DE LA SOCIÉTÉ HUMAINES

LA MATIÈRE ET LA VIE

CONFÉRENCES

faites au Foyer et à l'École des hautes études sociales

LES 13 ET 23 DÉCEMBRE 1913

PAR

LE DOCTEUR GRASSET

PROFESSEUR A LA FACULTÉ DE MÉDECINE DE L'UNIVERSITÉ DE MONTPELLIER

MONTPELLIER

ROUMEGOUS & DEHAN, IMPRIMEURS

1914

Ces deux Conférences ont été faites, à Paris :
l'une, le 13 décembre 1913 au *Foyer* (publiée dans la
Revue du foyer), l'autre le 23 décembre à l'*École des
hautes études sociales* (publiée dans la *Revue du mois*).

Comme *introduction*, figurent l'allocution de
M. Henry Bordeaux et la lettre de M. Paul Bourget,
qui ont été lues, au *Foyer*, avant la première Conférence.

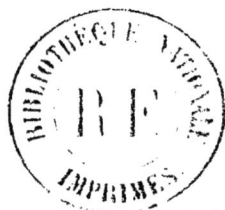

1

"VIVRE"

Les lois biologiques de la famille
et de la société humaines

Extrait de la "Revue du Foyer"

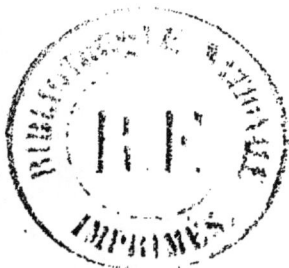

La première conférence de la série scientifique a été donnée au *Foyer* le 13 décembre par M. le professeur Grasset. M. Paul Bourget qui en avait accepté la présidence se trouva au dernier moment empêché de venir au *Foyer*, mais écrivit une lettre dont M. Henry Bordeaux donna lecture avant de donner la parole à M. le professeur Grasset.

M. Henry Bordeaux prit la parole en ces termes :

MESDAMES, MESSIEURS,

Je ne suis ici que l'interprète de mon maître et ami Paul Bourget qui devait vous présenter l'œuvre et la personne de M. le docteur Grasset. Nul n'était plus qualifié que l'auteur du *Disciple* et de *l'Etape* pour analyser une œuvre qui montre la répercussion de la maladie sur la vie morale et réciproquement de la vie morale sur la santé. Empêché de venir au *Foyer*, M. Paul Bourget a tenu à rendre à l'éminent professeur de la

Faculté de Montpellier, qui est l'une des gloires de la science médicale française, un hommage public dans cette lettre dont il m'a prié de vous donner lecture :

A Monsieur Henry Bordeaux.

C'est un véritable chagrin pour moi, mon cher ami, de ne pouvoir me rendre à votre gracieuse invitation. J'eusse aimé à présenter aux auditrices et aux auditeurs du Foyer *le conférencier qui va leur parler aujourd'hui et qui est, tout simplement, une des gloires de l'Intelligence française. Quiconque a vécu un peu dans notre Midi sait la place que M. le professeur Grasset occupe là-bas, entre l'admirable cardinal de Cabrières et l'admirable Mistral. Ce grand médecin a prodigué là, dans toute la Provence, avec une inlassable générosité, les trésors d'une science aussi humblement dévouée dans la pratique qu'elle est haute et large dans le domaine des idées. Chez M. Grasset, le soin minutieux et passionné des malades s'est associé, par un miracle de discipline, aux plus savantes recherches du clinicien, et l'un et l'autre ont été complétés par un philosophe d'une rare valeur. Depuis quinze années que j'ai l'honneur d'être son ami, j'ai pu suivre le détail de cette activité qu'aucun labeur n'épuise, avec le sentiment que j'assistais à un des plus beaux spectacles humains qu'il m'ait été donné de contempler, moi qui ai vu Taine achever ses* Origines de la France contemporaine *avec l'ombre de la mort approchant dans son horizon, sans une défaillance, sans une plainte. M. le professeur Grasset appartient à cette race de héros intellectuels dont on peut dire que l'on devient meilleur rien qu'en pensant à leur existence. J'aurais voulu, mon cher ami, lui rendre cet hommage publiquement.*

*Voulez-vous, du moins, le lui apporter sous cette forme
indirecte et associer aux applaudissements par lesquels
il va être accueilli, celui de votre bien dévoué con-
frère et ami*

PAUL BOURGET.

Cet hommage public vient s'ajouter à celui que rece-
vait le docteur Grasset, il y a quelques jours, le 28 novembre dernier, sous la coupole, de la bouche du secré-
taire perpétuel. En lui décernant la plus haute récom-
pense dont dispose l'Académie française, M. Lamy ex-
pliquait ainsi le choix de l'illustre assemblée :

« L'Académie décerne pour la première fois le grand
prix qui n'appartient ni à l'histoire, ni à l'imagina-
tion. On ne s'étonnera point qu'elle ait par ce premier
suffrage couronné la philosophie, et pas davantage que
ce prix ait été donné à un médecin. La seule chose
surprenante serait qu'un médecin ne devînt pas philosophe. Qui voit de plus près notre double nature, et
les prises de nos sens sur notre vie la plus immaté-
rielle ? Ces solidarités mystérieuses font l'étude constante d'un maître qui rajeunit la vieille gloire de
Montpellier. Les désordres qui affectent l'esprit par le
corps et le corps par l'esprit sont le domaine de M. le
professeur Grasset. »

Vous avez tous lu, sans doute, mesdames et messieurs, un livre qui dans la littérature contemporaine
est certainement l'un des plus originaux, *Le livre de
la jungle* de Rudyard Kipling, le grand romancier an-
glais. *Le livre de la jungle*, c'est la vie d'un enfant, d'un
petit d'homme, au milieu des animaux. Il est plus chétif
qu'eux tous. Comment résistera-t-il au loup, au lion,
au tigre qui le réclament comme une proie et qui vont
l'assaillir ? Il vit seul et nu parmi ces terribles hôtes,
et il rit. Sa première supériorité, c'est le rire. En voici

une seconde. Il a trouvé la *Fleur rouge* qui pousse le soir chez les hommes et qui ne pousse que chez eux. Il a trouvé le feu. Et c'est avec le feu qu'il se défendra.

Et lorsque, dans la forêt qui tremble de leurs cris de colère, les bêtes sauvages s'élancent sur lui pour le dévorer, Morogli, le petit d'homme, qui est resté jusqu'alors étendu dans l'herbe à souffler sur son pot de braises, se lève. Comme Siegfried, il ne connaît pas le danger, mais il a deviné la haine. Il renverse ses tisons qui embrasent les mousses, et au-dessus de sa tête il brandit un pieu enflammé. Il marque le tigre du fer rouge, et il met ses lâches ennemis en fuite. Puis, demeuré seul, maître du champ de bataille, avec la panthère Dagheera qui lui est demeurée fidèle, il sent son cœur douloureux et que quelque chose d'humide coule de ses yeux sur son visage :

— Qu'est-ce que j'ai ? demanda-t-il. Vais-je mourir, Dagheera ?

Et la panthère, qui jadis a vécu prisonnière chez les hommes, lui répond :

— Laisse couler, Morogli. Maintenant je vois que tu es un homme, et non plus un petit d'homme; ce sont seulement des larmes.

Ce sont seulement des larmes. Cet enfant qui pleure pour la première fois et se demande s'il va mourir de cette chose inconnue, la réponse de la panthère qui a pénétré le mystère humain, je ne crois pas que poète ait jamais plus magnifiquement exprimé l'éveil de la connaissance et la naissance de la douleur.

Le rire, le feu, les larmes, voilà par quoi un poète différencie l'homme primitif des animaux. C'est maintenant le tour du philosophe, de l'observateur, de l'expérimentateur. M. le professeur Grasset, avec une admirable clarté, va nous montrer que les lois biologiques ne sont pas les mêmes pour l'homme que pour les animaux, et, bien plus, que ces lois biologiques ne suffisent pas à elles seules à assurer la perpétuité et le progrès humain, et qu'il faut aux hommes une autre lumière que celle par qui les choses vivent et se colorent. Je ne crains pas de dire que vous allez entendre l'une des leçons les plus nécessaires à qui veut pénétrer la vie, et je donne la parole au docteur Grasset.

HENRY BORDEAUX.

MESDAMES,
MESSIEURS,

Parler, dans « la maison » d'Henry Bordeaux. de la famille et de la société au point de vue biologique et être présenté au « Foyer » par l'auteur de *l'Etape,* de *l'Emigré* et d'*Un divorce* constituent pour un vieux médecin de province comme moi, un honneur dont il est plus facile de sentir que d'exprimer toute la **portée.**

Comme on le rappelait récemment, Paul Bourget et vous, Monsieur le Président, vous vous réclamez de la grande Ecole des Le Play et des Bonald, « don!
» l'idée maîtresse fut toujours de montrer que les
» lois de la vie humaine, dégagées par l'observation
» purement réaliste des faits, sont identiques aux
» lois promulguées par la révélation ».

En hommage reconnaissant, j'inscris pieusement cette phrase en tête de ma Conférence; et, comme l'étape, à parcourir ce soir, est longue et ardue, je commence.

1. — **L'art de vivre et la science de la vie. Importance des lois biologiques de l'individu, de la
famille et de la société.**

Vivre !

De tous les verbes, employés volontiers par la
littérature et le théâtre contemporains pour symbo-
liser les grands mobiles de la conduite humaine
« Aimer », « Vouloir », « Servir »....., aucun n'est
aussi expressif, ne parle aussi éloquemment à
l'âme de chacun que l'infinitif « Vivre » (1). Car
aucun ne résume aussi complètement l'objectif
constant de nos actes de tous les jours, depuis la
naissance jusqu'à la mort.

Vivre ! c'est en quelque sorte le premier cri
inconscient du nouveau-né, qui ouvre la bouche
pour respirer.

C'est pour vivre, pleinement et complètement, que
l'enfant multiplie ses questions, meuble son esprit
et arme son corps.

Bien vivre, vivre heureux est l'ambition de tous
les hommes.

Vivre longtemps, prolonger le plus possible la vie
est le désir avoué ou secret de tous, même du vieil-
lard, du malheureux.....

(1) C'est le titre d'un chapitre du beau livre de mon collègue Delvolvé *Raisons de vivre*. — Jacques des Gachons a
intitulé *Vivre la vie* un roman, dans lequel il oppose cette
formule à la formule égoïste et arriviste : « Vivre *sa* vie ».

L'esprit humain est tellement obsédé par ce
besoin de vivre qu'il demande à toutes les religions
de lui garantir l'immortalité et de lui promettre une
prolongation indéfinie de la vie au-delà de la mort.

Seuls, les malades de l'esprit ont « la peur de
vivre », comme l'a si bien rappelé récemment, dans
votre *Revue*, l'éminent Directeur de ces conférences, le défenseur convaincu, l'historien merveilleux
de la grande vie familiale.

Et, comme l'a encore très bien dit Henry Bordeaux, ce n'est pas seulement notre vie individuelle
qui nous préoccupe et doit nous préoccuper.

Nous aimons et nous devons aimer et développer
la vie de l'espèce, symbolisée dans la famille et
dans la patrie; nous voulons le maintien et l'accroissement de la vie du « foyer ».

Nous avons le désir ardent de prolonger notre vie
propre par la génération, d'assurer, à travers les
âges futurs, le cercle indéfini de la vie humaine,
transmise et perpétuée.

Cet *Art de vivre,* qui résume la principale ambition de tous les hommes, se déduit directement de
la *Science de la vie*; c'est la *biologie appliquée*.

Il est donc très important que chacun connaisse
bien les lois de la vie, de la vie de l'homme, de la
famille et de la société humaines — afin de faire
donner à la vie, qui nous tient tant à cœur, tout
ce qu'elle peut et doit donner.

A qui doit-on demander ces lois de la vie, ces

préceptes généraux pour vivre pleinement et utilement ?

Tout d'abord à la *biologie* et au *biologiste*.

Certes je ne suis pas de ceux qui veulent tout demander à la biologie; je suis l'ennemi du scientisme ou monisme biologique; j'admets que la biologie a des *limites*.

Mais il ne faut pas nier d'autre part la valeur de cette science, source de renseignements très précieux sur les lois de la vie.

C'est cette contribution de la biologie à la science de la vie humaine que je voudrais exposer dans cette conférence; je voudrais en montrer l'étendue et les limites : je voudrais énoncer rapidement les *lois biologiques de l'individu* vis-à-vis des autres hommes, de la famille, de la patrie et de la société humaine toute entière.

Car la biologie s'occupe de tout cela : l'homme étant un animal sociable, vivant en société, il y a une *sociologie biologique*. C'est dire que la biologie a le droit de faire entendre sa voix spécialement dans cette enceinte, où l'on se propose, comme disent vos programmes, de « restaurer l'idée de famille comme base de toute réorganisation sociale en France » et, par suite, de « réunir toutes les forces sociales en vue de l'expansion française dans le monde .

De plus, cet exposé des *lois biologiques de la famille et de la société humaines* nous permettra de montrer, en terminant, que, si la biologie peut en effet édicter ces lois, elle est impuissante à les rendre obligatoires et à les imposer à la volonté des hommes. Pour fonder une société humaine prospère, il est nécessaire de compléter ces *lois biologiques* par les *lois morales,* qui ne sont données ni par la biologie ni par la science positive et qui nous apparaîtront alors, non comme un code rival et antagoniste du code biologique, mais comme le complément nécessaire de celui-ci : ce qui est, pour nous, la solution vraie du prétendu *conflit,* dont on parle tant aujourd'hui, entre la sociologie et la morale.

2. — Caractères biologiques communs à l'homme et aux autres êtres vivants.

Les *caractères biologiques* de l'homme, d'où nous devons tirer les règles et les lois biologiques de sa conduite sociale, sont de deux ordres : 1. caractères communs à l'homme et aux animaux (et à l'ensemble des êtres vivants) ; 2. caractères propres à l'homme.

Des premiers je ne dirai presque rien, parce que je dois en parler ailleurs, en étudiant « la matière et la vie » (1) et parce que, de ces caractères communs à l'homme et aux autres êtres vivants, il n'y a rien à déduire pour mon sujet d'aujourd'hui.

(1) Voir, plus loin, page 55, la Conférence sur *la Matière et la Vie.*

L'organisation biologique de la famille et de la société humaines est en effet absolument différente de l'organisation des associations animales ou végétales. Si l'on a récemment parlé des « associations *amicales* des plantes », c'est uniquement pour souligner une analogie lointaine, dont l'exemple et l'étude n'éclaireraient en rien notre sujet.

Il suffit donc de rappeler que la caractéristique biologique commune de l'homme et de tous les êtres vivants peut être formulée ainsi : chaque individu naît, se développe, se reproduit et meurt ; pendant toute sa vie, il se défend et défend l'espèce contre l'étranger (matière, énergie et vie nocives).

Ce qui caractérise l'être vivant, c'est cette fonction de défense que j'ai appelée *antixénique*, c'est-à-dire l'orientation de tous ses actes vers et pour la défense de l'individu et de l'espèce.

Le caractère spécifique de l'être vivant est *l'individualité active avec une finalité antixénique constante.*

3. — Caractères biologiques propres à l'homme : Supériorité psychique.

Plus importante pour notre sujet est l'étude des caractères biologiques *propres à l'homme.*

Le premier et grand caractère biologique propre à l'homme, qui domine et commande tous les autres est sa *supériorité intellectuelle : l'appareil* et la *fonction psychiques* de l'homme sont incomparablement supérieurs à l'appareil et à la fonction psychiques des animaux, c'est-à-dire des êtres vivants les plus proches de lui.

Ce qui le prouve nettement, c'est la maîtrise intellectuelle que l'homme a prise du monde vivant et du monde inerte, malgré son infériorité évidente à tous les autres points de vue.

Il apprivoise, domine, utilise pour son service, son alimentation ou son bien-être des animaux dont la force physique écraserait aisément plusieurs hommes réunis, si cette force physique était dirigée par une force psychique égale à celle de l'homme.

Non seulement l'homme, grâce à son intelligence, domestique le cheval, mate le taureau et l'éléphant; mais il triomphe du microbe, plus facilement que le lion ne se débarrasse du moucheron.

De même, il asservit la matière.

Alors que ses sens sont très bornés, sa vue bien inférieure à celle de l'aigle, son orientation bien inférieure à celle du pigeon, son odorat bien inférieur à celui du chien, il étudie et utilise la lumière, la chaleur, la force mécanique.

Il découvre et utilise des rayons qu'il ne voit pas en deçà du rouge ou au delà du violet du spectre. Alors qu'aucun de ses sens ne perçoit l'électricité, il la connaît et la manie de mille manières. De même, il adapte à ses besoins et à son service ces ondes hertziennes, trop rapides pour être perçues directement et grâce auxquelles il parvient à porter secours aux naufragés en plein désert océanique.

La raison de cette domination de l'homme sur l'univers, organisé et non organisé, est tout entière et exclusivement dans sa supériorité psychique.

Certes je ne nie pas (et il serait ridicule de nier) le psychisme des animaux; mais il serait encore plus ridicule et faux de nier leur notoire infériorité intellectuelle ou psychique par rapport à l'homme. Personne ne peut sérieusement contester et ne conteste qu'ils sont inférieurs à l'homme comme force intellectuelle et comme spontanéité psychique; leur automatisme psychique est aussi fort, souvent plus fort, que celui de l'homme. Mais leur psychisme supérieur est, par cela même, infiniment moins développé.

Rémy de Gourmont a bien montré cette supériorité psychique de l'homme s'affirmant, dès les premiers âges, lors de la découverte du feu.

« Toutes les espèces animales, dit-il, se sont trouvées en présence du feu; mais le feu ne leur a pas parlé; le feu n'a parlé qu'à l'homme seul..... Le chat et le chien savent cacher en lieu sûr le surplus de leur nourriture; on n'en vit jamais d'habiles à faire glisser dans le foyer la bûche qui l'entretiendrait: l'homme seul a le génie du feu. »

A partir de l'heure mémorable où il a fixé et entretenu le feu, « l'homme n'est plus un simien; il n'est plus un primate: il est l'homme ».

A cette belle pensée, le même philosophe ajoute

un développement dans lequel je ne peux plus le suivre: « l'homme, dit-il, n'a pas été nécessairement à l'origine l'homme intelligent; son intelligence ôtée, l'homme blanc d'aujourd'hui n'en serait ni plus ni moins homme, au point de vue biologique ».

Je me permets d'être d'un avis tout différent: j'estime qu'au point de vue biologique l'homme sans son intelligence n'est plus l'homme vrai et complet.

Le fou qui n'a plus son intelligence, même le somnambule qui, momentanément privé de son psychisme supérieur, volontaire et conscient, est réduit à son automatisme psychique, ne sont pas des hommes complets au sens biologique du mot.

« La constance intellectuelle », que nous verrons proclamée par Rémy de Gourmont à travers toutes les générations humaines, prouve bien que ce psychisme supérieur est et *a toujours été* la caractéristique essentielle de l'homme et de l'espèce humaine.

De même, je ne peux accepter l'opinion de Le Dantec quand il écrit :

« Habitudes individuelles, habitudes ancestrales, tout est là; nous sommes formés de cela: le protozoaire ancêtre, le protoplasme initial, plus des habitudes; et voilà l'homme ! Cela est certain pour un biologiste, qui cherche la vérité sans idées préconçues ! »

L'éminent professeur de Biologie générale à la

Sorbonne me permettra de faire quelques réserves sur cette « certitude » chez les biologistes : l'analyse impartiale de la nature humaine oblige le biologiste à constater, comme élément constituant essentiel de l'homme, cette force psychique supérieure, qui a paru dès les premiers siècles de l'humanité. Attribuer cette supériorité psychique de l'homme à des habitudes ancestrales n'est pas scientifique et positif ; c'est là une de ces affirmations « gratuites » et sans preuves, auxquelles Le Dantec prétend que se réduit ma propre argumentation.

4. — Faculté de progrès psychique indéfini.

La grande caractéristique de l'intelligence humaine n'est pas seulement sa force plus grande ; c'est aussi et surtout sa *faculté de progrès indéfini*. C'est là le second et capital caractère biologique, propre à l'homme.

Comme dans toutes les espèces *fixées* depuis des milliers de siècles, les organes de l'homme ne changent pas, ne se perfectionnent pas. On ne peut pas dire que notre œil voie plus loin et que notre oreille entende mieux que l'œil et l'oreille de nos ancêtres, il y a mille ans.

Notre appareil psychique, lui-même, ne paraît pas perfectionné ; du moins, nous ne pouvons pas faire la preuve d'une supériorité acquise de notre cerveau sur le cerveau de l'homme des cavernes

Sans parler du tango, d'allure si moderne, qui paraît pouvoir être rattaché, non seulement aux plus pures traditions grecques, mais encore aux danses de l'ancienne Egypte il y a environ trente-cinq siècles — on peut bien dire que l'art grec au cinquième siècle avant Jésus-Christ n'a jamais été dépassé, même par l'art contemporain.

Rémy de Gourmont a insisté, avec autant de raison que d'éloquence sur ce fait que « l'intelligence humaine s'est maintenue, à travers les siècles, invariable en son fond, en son pouvoir ». C'est ce qu'il appelle la loi ou le fait « de constance intellectuelle ».

A l'appui de cette idée, il cite non seulement la découverte et la conservation du feu, mais le façonnage de la pierre, de l'aiguille (« cette humble chose, l'aiguille à tricoter, invention quasiment miraculeuse »), la poterie, le levier, le plan incliné, le premier laboureur.....

« Voilà des gestes dans lesquels il y a bien du génie. Ils équivalent aux plus beaux mouvements de pensée d'un Lavoisier ou d'un Pasteur ».

En quoi consiste donc le *progrès* chez l'homme et dans l'espèce humaine, ce progrès dominateur qui est indiscutable et que les derniers cent ans signent si éloquemment ?

Il consiste essentiellement dans la *faculté qu'a le psychisme de l'homme d'accumuler et d'utiliser les découvertes et les acquisitions psychiques des générations et des siècles antérieurs.*

Cette faculté n'existe pas chez les animaux, même les plus élevés. La ruche des abeilles et l'organisation sociale des fourmis sont remarquables à bien des points de vue, mais ne marquent aucun progrès, aucun changement dans un sens quelconque, depuis les plus anciennes descriptions. Le castor n'a réalisé aucun progrès dans son art ancestral d'élever ses huttes ou ses barrages.

Le contact avec la vie humaine a pu développer et perfectionner, chez quelques animaux, un certain nombre de réflexes de défense: les chiens se font moins souvent écraser qu'au début de la circulation des automobiles ou des tramways.

Mais il est impossible de prouver un progrès vrai, réel, acquis dans la vie des animaux: le poisson a nagé de tout temps et ne nage pas mieux qu'autrefois; de même que l'oiseau a volé de tout temps et ne vole pas mieux qu'autrefois.

Nativement bien inférieur au poisson et à l'oiseau à ces points de vue, l'homme a conquis cette faculté de se mouvoir librement dans l'eau et dans l'air, en découvrant le sous-marin et l'aéroplane.

De même, grâce au microscope et au téléphone, il voit des dimensions et entend à des distances inaccessibles à ses sens naturels.....

Quelle plus belle démonstration peut-on rêver de l'infériorité originelle de l'homme et de sa supériorité croissante par la force de son intelligence et de ses facultés psychiques.

C'est bien là un caractère spécifique de l'homme: seul il est capable d'un progrès intellectuel indéfini grâce à l'accumulation des acquisitions successives de l'humanité antérieure.

Chaque génération humaine apparaît, dès sa naissance, hissée sur les épaules du géant que forment toutes les générations passées et dont la taille s'accroît constamment. Le point de départ de chaque génération est ainsi plus élevé que celui de la génération précédente et alors le même effort progressif conduit chaque génération beaucoup plus haut que la précédente.

Si les expériences de Galvani et de Volta n'avaient pas été faites et surtout si leurs successeurs n'avaient pas eu, pour point de départ de leurs propres travaux, les faits acquis par Galvani et par Volta, nous n'aurions aujourd'hui ni le télégraphe ni la lumière électrique.....

Voilà la loi du progrès humain: *faculté de progrès psychique continu et indéfini, sinon de l'individu, du moins de la société humaine.*

Notez d'ailleurs que ce progrès, psychique, c'est-à-dire intellectuel et scientifique, dans son point de départ et dans son essence initiale, s'étend, par ses applications, à toutes les formes de la vie humaine: bien être, longévité, défense contre la maladie... Et ainsi tous les membres de la société humaine profitent de ce progrès, comme ils en sont, tous, les artisans et les auteurs.

De là découlent, pour tous les hommes, des *devoirs biologiques* spéciaux. Car, c'est une loi biologique générale, que, dans chaque espèce, tout individu doit aider de son mieux à la réalisation du but biologique de son espèce.

Pour les animaux, la chose est simple : ils n'ont qu'à appliquer leur automatisme héréditaire et leurs dispositions ancestrales *pour défendre leur vie et celle de leur espèce.* Pour l'homme, la chose est plus compliquée à cause de cette loi du progrès indéfini de l'humanité, qui lui impose des devoirs tout particuliers.

Ces devoirs sociaux, propres à l'homme, peuvent être groupés sous deux chefs : 1. rôle personnel de chaque individu dans cette marche ascendante de l'humanité ; 2. préparation des ouvriers futurs de ce progrès ; ou, en d'autres termes, 1. vie psychique personnelle ; 2. préparation de la vie psychique des enfants.

5 — **Devoirs biologiques de l'homme. Participation personnelle à la vie psychique de l'humanité**.

Chaque homme doit contribuer, pour sa part et de son mieux, à ce progrès de l'humanité : il doit s'instruire, travailler, produire...., chacun dans sa sphère, dans les limites et avec l'adaptation spéciale de ses facultés personnelles.

Ceci s'applique à tous les hommes, non pas seulement aux artistes, aux littérateurs et aux savants, mais aux industriels, aux manouvriers...

Nous ne congédions même pas de la « République » les poètes, après avoir répandu des parfums sur leur tête et les avoir couronnés de bandelettes. Chacun a sa place marquée et utile dans la société, pourvu que tous se conforment à la règle posée par Platon : que le cordonnier y soit simplement cordonnier et non pas, outre cela, pilote ; que le laboureur y soit laboureur et non pas en même temps juge ; que le guerrier y soit guerrier et non pas encore commerçant ; et ainsi des autres.

Il ne faut pas qu'une fausse conception de l'égalité sociale fasse croire aux hommes qu'ils ont droit à l'égalité des fonctions et fasse naître chez eux cette maladie, si répandue, que j'ai appelée *anisophobie* et qui se caractérise par la peur de l'inégalité.

Les hommes sont égaux en devoirs vis-à-vis d'eux-mêmes et vis-à-vis de leurs semblables, comme vis-à-vis de Dieu. Corrélativement, ils ont tous droit à la protection des lois et des autorités sociales.

En dehors de cela, c'est dans une sphère différente et sous des étiquettes différentes, que tous doivent remplir leurs devoirs sociaux. Leurs devoirs militaires, hygiéniques sont les mêmes pour tous ; mais leurs devoirs professionnels varient d'un individu à l'autre...

6. — **Préparation de l'hérédité.**

Ce développement de la vie psychique individuelle n'épuise pas tous les devoirs biologiques de l'homme considéré comme facteur du progrès indéfini de l'humanité. L'homme doit aussi et surtout *préparer son hérédité*.

Voilà, au point de vue biologique, le plus grave des devoirs sociaux qui s'impose à chacun de nous.

Certes il y a, dans l'hérédité, un élément inéluctable sur lequel nous ne pouvons rien; mais le rôle de cet élément apparaît de plus en plus minime et réduit. Notre influence croît tous les jours sur l'hérédité que nous transmettons.

On cite souvent cette phrase de l'Ecriture: les pères ont mangé des raisins verts et les dents des enfants en ont été agacées. C'est vrai. Mais il ne dépend que des pères de ne pas trop manger de ces raisins verts, en pensant précisément aux dents de leurs enfants.

> Pour que vos actions ne soient vaines ni folles,
> Craignez déjà les yeux futurs de vos enfants.

a dit très justement le poète Jean Lahor, qui n'oubliait pas la science du docteur Cazalis.

Les morts gouvernent les vivants, a dit Auguste Comte. Oui. Mais, avant d'être les morts, les hommes ont été des vivants, dont la vie dirigeait déjà l'orientation et la destinée des enfants.

Chaque génération a la responsabilité de la génération qui la suit. Les trois premiers quarts du XVIII° siècle ne sont-ils pas les vrais responsables du quatrième quart, comme les hommes de 1789 et de 1793 sont responsables de la réaction qui a suivi ?

Il en est des individus comme des peuples. Ils ont à leur disposition de nombreux moyens pour influencer heureusement la destinée et l'avenir de leurs enfants.

C'est d'abord la surveillance médicale du mariage dont il est aussi ridicule de nier que d'exagérer l'importance. Les lois de la consanguinité veulent que l'on n'accroisse pas les tares physiques d'une famille en les superposant dans le mariage de deux parents rapprochés ou de deux tempéraments morbidement semblables.

Mais le devoir social de la préparation individuelle de l'hérédité s'impose surtout pour diriger la *conduite* de tous les hommes.

Quand un homme s'alcoolise, fume de l'opium, s'enivre avec l'éther, quand il s'expose volontairement à contracter l'avarie, quand il se conduit mal, oublie toute morale et roule, tête baissée, vertigineusement, dans l'inconduite, l'amoralité et le crime..., il ne commet pas seulement un attentat contre sa propre personne, contre sa propre vie: il prépare une hérédité lamentable de dégénérés, de fous, de déséquilibrés, de criminels... Il prend toute la responsabilité de tous les attentats contre la société qui seront commis par ses enfants et ses petits enfants.

Il manque terriblement au plus absolu des devoirs sociaux : *la préparation de l'hérédité par l'individu*.

7. — Formation psychique des enfants.

Cette préparation de l'hérédité avant la naissance des enfants doit être ensuite complétée, après leur naissance, par la formation psychique de ces enfants.

C'est une loi biologique bien établie et qui découle d'ailleurs de ce que j'ai indiqué plus haut : l'homme ne peut utilement contribuer au progrès de l'humanité que s'il aborde la vie, bien armé de toutes les conquêtes psychiques des générations antérieures.

Or, il n'a pas toutes ces connaissances innées, comme l'abeille ou la fourmi ont, ancestralement acquises, toutes les connaissances nécessaires pour construire leur ruche ou organiser leur fourmilière.

L'homme naît avec les connaissances nécessaires pour respirer et pour digérer. Mais déjà pour marcher il a besoin d'aide, de leçon... Dans les premières années de son développement physique, il ne peut pas se passer de ses parents. A ce point de vue, l'espèce humaine est biologiquement différente des espèces animales, dans lesquelles le père et la mère peuvent disparaître, s'éloigner peu de temps après la naissance sans nuire au développement régulier des enfants.

Mais la chose apparaît encore bien plus évidente, quand, toujours sans sortir du domaine biologique, on envisage le développement psychique de l'enfant.

Ici il a besoin de l'appui constant et de la direction incessante de ses parents, d'abord pour apprendre à parler, à écrire, à comprendre ce qui l'entoure, à raisonner, pour apprendre à apprendre, pour meubler son esprit des connaissances nécessaires à sa vie ultérieure, pour bien connaître ces acquisitions intellectuelles des générations précédentes, qui constituent le point de départ nécessaire de sa propre existence psychique.

Par les sens qu'il a et dont il sait se servir dès sa naissance, l'enfant entre en communication avec le monde extérieur; il peut acquérir des connaissances, mais il n'a là que l'instrument nécessaire. Il a absolument besoin de l'appui et de la direction d'autres hommes faits et expérimentés pour utiliser psychiquement ce que ses sens lui révèlent: il peut voir et entendre tout seul; mais il faut qu'on lui apprenne à regarder et à écouter, à comprendre ce qu'il voit et ce qu'il entend.

Des observations récentes du docteur Moreau de Saint-Etienne ont montré nettement qu'un aveugle né, auquel, par une opération, on donne, à huit ans, la faculté de voir, ne peut pas distinguer le monde extérieur, si on ne lui apprend pas à le voir. « L'opération n'a qu'une valeur de préparation oculaire, l'éducation représente l'élément capital... Cette éducation doit se poursuivre pendant très longtemps avec une persévérance inlassable. »

Sans la direction de ses parents et des autres hommes, l'enfant serait condamné à revivre les âges primitifs de l'humanité ; il serait privé de toutes les conquêtes du progrès accumulées par les siècles ; il devrait, faible et désarmé, recommencer la lutte contre la nature entière, puissamment coalisée contre lui.

L'enfant a *droit* à cette civilisation de ses ancêtres ; corrélativement les parents ont le *devoir* de lui en assurer le bénéfice.

D'où ce troisième devoir biologique imposé à l'homme : après avoir assuré sa participation personnelle à la vie psychique de l'humanité, après avoir préparé de son mieux son hérédité, il doit former, instruire, élever les hommes de l'avenir, les enfants, qui assureront la continuation et le progrès incessant de la vie humaine.

Ceci nous conduit tout naturellement à la *conception biologique de la famille humaine*.

8. — Notion biologique de la famille humaine.

On a beaucoup écrit et discuté sur l'histoire de la famille, sur les variations et l'évolution de l'idée

de famille. Romanciers, auteurs dramatiques, philosophes, sociologues ont apporté des documents et
des appréciations variés. On a même signalé
« la faillite de la famille dans le roman russe ».

Il est certain que ce qui change, ce qui évolue,
ce qui est encore susceptible de nombreux perfec-
tionnements, c'est l'application de l'idée de famille,
c'est l'organisation de la famille humaine dans les
lois et dans les mœurs aux différentes époques et
chez les différents peuples.

Il est évident, comme le disent Henri Coulon et
René de Chavagnes, que, dans la famille romaine,
par exemple, la femme qui avait, à l'origine, très
peu de liberté, en avait déjà conquis beaucoup au
temps de Cicéron. De même, la femme hindoue, qui
était mariée très jeune sans pouvoir choisir son
époux, sans être choisie par lui et dont la mort du
mari même ne rompait pas les liens et l'asservis-
sement, la femme hindoue voit, paraît-il, poindre
une vie familiale plus conforme à nos idées euro-
péennes et modernes. En Angleterre, en France...
les lois régissant l'organisation et la vie de la
famille, les rapports mutuels des époux, des enfants avec leurs parents, sont l'objet de modifications incessantes qui expriment plus ou moins heureusement les préoccupations philosophiques de
tous...

Mais, je le répète, tous ces changements, toute
cette évolution ne portent que sur l'*application* de
l'idée de famille, que sur l'organisation de la

famille humaine. A côté, il y a une chose vraiment fondamentale qui ne change pas, dont la
connaissance plus ou moins nette et précise s'impose plus ou moins logiquement aux mœurs et aux
lois, dont l'essence scientifique vraie ne peut pas
changer : c'est la conception même de la famille,
basée sur la biologie humaine ; c'est la *conception
biologique de la famille*.

Sur ce terrain de la science positive, sur le terrain biologique, il y a une idée très nette de la
famille humaine, qui se dégage logiquement de
tout ce que je viens de dire sur les caractères biologiques de l'homme.

Comme toutes les familles animales, la famille
humaine a pour raison d'être et pour but la continuation et la perpétuité de l'espèce. Ceci dérive
des caractères biologiques, communs à l'homme et
aux animaux.

Mais il faut aussi tenir compte de la caractéristique biologique propre à l'homme. Dès lors, le but
biologique de la famille n'est plus seulement de
donner de nouveaux enfants à l'espèce humaine.

La famille doit non seulement faire naître des
enfants, mais les former, les élever, de manière à
leur permettre de devenir eux-mêmes des hommes
dans toute l'acception du mot, participant à leur
tour, activement et personnellement, au progrès
psychique de l'humanité.

Les parents doivent à leurs enfants : d'abord des

soins physiques prolongés: lactation, surveillance de la santé dans les premières années, plus tard organisation des sports, des exercices et de l'entraînement physiques...

Mais, comme je l'ai dit plus haut, la famille est encore plus nécessaire pour orienter et diriger la formation psychique des enfants, leur éducation dans la force complète du mot.

Car, il ne faut pas seulement donner à l'enfant de l'homme la connaissance, aussi complète que possible, des acquisitions intellectuelles faites par les générations antérieures, mais il faut, aussi et surtout, donner à l'enfant la plus haute culture possible, cette *culture* qui, comme le disait encore récemment Boutroux, « en dépit de tous les changements survenus dans nos sociétés et, en particulier, en dépit des progrès inouïs de la science, demeure la condition de tous les progrès et le but suprême où doivent tendre nos efforts »; cette culture humaine, qui, « pour être bien conduite », « doit être à la fois scientifique et littéraire, c'est-à-dire, en somme, universelle ».

Je ne dis certes pas que la famille doive donner, elle seule, toute l'instruction aux enfants. Mais elle doit choisir ses collaborateurs, ses professeurs; elle ne doit pas déléguer ses pouvoirs à ces dangereux « Anges gardiens » que l'auteur des « Demivierges » a récemment dépeints et stigmatisés. La famille doit orienter et *conduire* cette culture, dont elle est responsable biologiquement vis-à-vis de l'espèce humaine.

Pour cette formation et cette éducation de l'enfant, la famille a, seule, tous les droits et tous les devoirs.

Certes l'*Etat* (que tant de gens voudraient aujourd'hui substituer à la famille dans cette mission) l'état doit aider, de son mieux, la famille dans cette tâche laborieuse et difficile. Mais il ne peut remplacer la famille que dans les cas exceptionnels, où celle-ci est impuissante ou indigne.

9. — Notion biologique du mariage.

De cette manière de concevoir la famille découle tout naturellement la *notion biologique du mariage*.

Le mariage, au sens biologique du mot, n'a qu'un objectif et une raison d'être: c'est la *fondation d'une famille,* telle que nous venons de la définir.

Dans sa belle Préface à « Un divorce », Paul Bourget proclame, avec Bonald, Balzac, Auguste Comte, « que l'unité sociale est la famille et non l'individu »; « la société se compose de familles et non d'individus », ce n'est pas là une opinion, c'est un *fait*; j'ajouterai: c'est un *fait biologique*.

La vie normale de l'homme « suppose qu'il n'est isolé ni dans le passé, ni dans le présent, ni dans l'avenir, puisqu'il est issu de parents, qu'à l'âge adulte il est lui-même poussé à se chercher une compagne et que ses enfants devenus des hommes l'entoureront quand il sera vieux. C'est un fait que ces liens de fils à parents et de parents à enfants ne sont pas créés par une convention. Aucune loi ne les décrète. C'est la nature qui les veut. »

C'est ce fait naturel et biologique que le mariage doit assurer et organiser.

Le mariage est donc une institution destinée à fonder une famille, à assurer aux enfants « une maison paternelle au vrai sens du mot », « la maison » comme dit excellemment Henry Bordeaux, à créer et à fixer un foyer...

Vous voyez immédiatement combien cette notion, purement biologique cependant, du mariage est loin de la doctrine qui voudrait faire du mariage « une association de hasard, assimilée à un contrat de louage, celui que nous signons avec un fournisseur ou un domestique, y compris la faculté d'essai ! »

Le but du mariage n'est donc pas le *bonheur des conjoints* et par suite ce n'est pas la considération de leur bonheur ou de leur malheur qui doit influer sur la durée et l'indissolubilité du mariage.

Le seul objectif du mariage biologique est la formation et l'éducation des enfants, c'est leur intérêt seul que, biologiquement, on doit avoir en vue quand on veut discuter les conditions et la réglementation du divorce.

C'est ce que le Code civil indique expressément en tête « des obligations qui naissent du mariage », quand il dit (article 203) : « les époux contractent ensemble, par le fait seul du mariage, l'obligation de nourrir, entretenir et *élever* leurs enfants ».

Voilà l'article qu'il faudrait inscrire en lettres d'or dans toutes les mairies et qu'il faudrait lire et commenter à chaque mariage, plutôt que l'article 212 « les époux se doivent mutuellement fidélité, secours, assistance » ; alors même que, suivant le désir d'un illustre littérateur, on ajouterait *l'amour* à cette liste des droits et devoirs respectifs des époux.

Dans la notion biologique du mariage l'amour mutuel des époux est certainement un élément important ; mais ce n'est qu'un moyen qui permet d'atteindre le vrai but du mariage.

De même, l'appétit rend facile et agréable notre alimentation quotidienne ; mais il serait ridicule de penser que le but de notre fonction digestive est de satisfaire cet appétit.

Au point de vue biologique, le mariage n'a qu'un but et une raison d'être, c'est la fondation de la famille avec tous les devoirs que comporte la conception biologique de la famille humaine, c'est-à-dire les devoirs de formation physique et intellectuelle et d'éducation des enfants.

Cette doctrine biologique est absolument opposée à la doctrine *individualiste,* qui veut considérer uniquement l'intérêt et la liberté de l'individu et qui, lancée par Jean-Jacques Rousseau, a été appliquée par la Convention, quand, le 20 septem-

bre 1792, elle a rétabli le divorce par consentement
mutuel ou même par la volonté d'un seul des
époux pour cause d'incompatibilité d'humeur.

Auguste Comte a dénoncé ces « esprits sophis-
tiques », qui « croient pouvoir transformer au gré
de leurs vaines prétentions les principales relations sociales et regardent comme factices et arbi-
traires les liens fondamentaux de la famille humaine ». En même temps, il recommande, pour
résoudre les questions sociales « l'utilité scientifique d'une comparaison sociologique de l'homme
aux autres animaux », c'est-à-dire le point de vue
biologique.

Monseigneur Deploige, professeur à Louvain, a
très bien montré que saint Thomas était déjà parti
de ce point de vue biologique.

Après avoir étudié les familles animales, saint
Thomas ajoute: « le résumé de ces faits ou la loi
qui s'en dégage est que la durée et la forme de
l'union sexuelle sont commandées par les besoins
de la progéniture, par les exigences de la perpé-
tuation de l'espèce. Il ne reste donc, pour connaître la loi du mariage, qu'à examiner ce que réclame-
me la formation d'un homme. Or, pour mettre un
être humain en état de se suffire, il faut, après les
soins du premier âge, l'instruire, l'éduquer, le dis-
cipliner, — tâche de longue haleine, qui nécessite
la collaboration du père et de la mère. La consti-
tution du mariage humain se trouve dès lors déter-

minée : ce sera l'union d'un seul avec une seule
et pour toujours. »

C'est cette même doctrine biologique que, dans
sa récente Préface de *Stéphanie*, Paul Adam a éloquemment dressée contre la théorie individualiste
du mariage dans laquelle tout est dominé par
l'amour et l'intérêt des conjoints, tout est subor-
donné au bonheur égoïste des amoureux.

L'avenir de la nation, dit-il, dépend de la solution donnée à ce problème.

« A force d'exalter l'amour, l'omnipotence de
l'amour, le *tout est permis en amour*, le triomphe
de l'*amour contre l'argent*, nos littérateurs clas-
siques et romantiques ont habitué les générations
successives à mépriser ce qui s'oppose, dans les
coutumes et dans les lois latines, à la désastreuse
victoire de l'individu et de ses instincts sur les
vieux principes de l'organisation nationale. »

En restant dans les limites de ma démonstration, je dirai « la désastreuse victoire de l'individu et de ses instincts sur les vieux principes de
l'organisation *biologique* », c'est-à-dire de l'organisation scientifique de toute société humaine.

10. — Impuissance de la biologie à faire exécuter et à rendre obligatoires les lois qu'elle édicte. Nécessité de la morale et de l Évangile.

Je crois avoir dégagé assez nettement les lois
de la vie humaine, de l'individu et de la société.

Ces lois biologiques, tout le monde les admet; je ne crois pas qu'on puisse les discuter scientifiquement et cependant elles ne sont pas appliquées par tout le monde; les sociologues en discutent même l'application à leur science.

Les lois biologiques de la vie humaine sont aussi précises et aussi certaines que les lois biologiques de la vie des animaux; et cependant les hommes n'obéissent pas à ces lois avec l'unanimité et l'exactitude que l'on admire chez tous les animaux.

Pourquoi ?

C'est que le psychisme de l'homme présente un autre caractère spécifique sur lequel je n'ai pas encore insisté : différent en cela des animaux, l'homme a ce que les spiritualistes appellent le *libre arbitre,* ce que tout le monde appelle la *volonté personnelle et consciente.*

Tandis que, par l'instinct, les devoirs biologiques s'imposent à l'obéissance des animaux et sont nécessairement remplis et exécutés par eux, l'homme au contraire discute, raisonne et n'obéit que *si et quand il veut.*

En d'autres termes, les lois et les préceptes de la biologie, obligatoires pour les animaux, n'entraînent pas l'obligation pour l'homme.

C'est un fait.

La science positive dit à l'homme: si tu veux vivre vraiment et si tu veux que la société vive et prospère, il faut constituer fortement ton foyer,

oublier ton intérêt et ton plaisir personnels pour
ne voir que l'intérêt et l'avenir de l'humanité, vis-
à-vis de laquelle tu as des devoirs stricts.

A ce discours plein de sagesse et scientifiquement inattaquable, l'homme peut répondre et
répond souvent : l'espèce humaine et l'avenir de
l'humanité, je m'en moque; la société est mal
organisée, je ne veux rien faire pour elle; je pré-
fère « vivre ma vie »; elle sera courte, peut-être
même raccourcie par ma faute, que m'importe, si
elle est bonne et si elle réalise mes désirs et mes
aspirations de bonheur personnel, si c'est la vie
que je rêve.

Quand je verrai approcher l'heure de la mort,
totale et définitive, je brûlerai les étapes de la
jouissance et tâcherai de vivre ma dernière nuit
comme d'Arcy et l'abbesse de Jouarre, me confor-
mant à la pensée de Renan : « si l'humanité
acquérait la certitude que le monde dut finir dans
deux ou trois jours..... le monde boirait à pleine
coupe et sans arrière pensée un aphrodisiaque
puissant qui le ferait mourir de plaisir ».

Ainsi, l'homme, insurgé contre la biologie, se
précipite comme la phalène vers ce qu'il considère comme la lumière et la joie, au risque de se
brûler les ailes; et, si cette course folle ne lui
donne pas le bonheur qu'il en espérait, le petit
instrument qui donnait la morphine ou la cocaïne
donnera un peu de cyanure de potassium et le
rideau tombera sur ce dénouement — que l'on

considère à tort comme morbide et exceptionnel et qui deviendrait la règle constante dans une société uniquement régie par la Biologie.

Quand, en effet, la société empêche l'individu de se suicider, quand elle repêche le désespéré qui se noie volontairement et lui demande de ne pas renouveler sa tentative, le pauvre diable peut répondre par le mot tragique de Robespierre (qu'a rappelé Paul Bourget) : « au nom de quoi ? » Au nom de quoi voulez-vous m'empêcher de m'évader de cette vie où je ne trouve que malheur, souffrances et déboires ?

En échange des services qu'elle prétend me rendre, la société voudrait m'imposer des obligations qui me déplaisent. Pourquoi n'aurais-je pas le droit de me soustraire à ces obligations en renonçant aux avantages de cette vie sociale que je déteste et que je veux fuir ?

Au nom de quoi m'empêcherez-vous de m'enivrer en buvant de l'alcool, en fumant l'opium ou même en respirant des vapeurs de naphte ? J'ai bien le droit de hâter ma mort en rendant ma vie plus agréable.

Le raisonnement paraît inattaquable.

Il est certain que, si le suicide ne se généralise pas, si l'humanité ne disparaît pas de cette manière, c'est que l'incrédulité n'est ni aussi générale ni ausssi profonde qu'on le croit ou qu'on le dit ; beaucoup se demandent encore ce qu'il y a derrière ce trou noir de la mort et la science biologique n'est pas seule à gouverner le monde.

C'est ainsi que, réduites à elles-mêmes et appelées seules à régler la conduite de l'homme, les lois biologiques de la vie humaine portent en elles des germes de mort; *l'art de vivre, uniquement défini par la biologie, devient l'art de mourir.*

La biologie n'a en effet qu'un moyen d'imposer et de faire exécuter les règles et les principes qu'elle édicte: c'est la loi civile, la loi écrite et la punition légale de ceux qui n'obéissent pas.

Certains devoirs sociaux peuvent être imposés de cette manière.

Par des lois d'hygiène publique bien faites et bien appliquées on peut arrêter ou restreindre les épidémies, empêcher l'individu de contaminer son voisin; le Code civil peut décréter que les parents et les enfants se doivent mutuellement une pension alimentaire quand les uns ou les autres sont dans le besoin.....

Mais qu'est-ce que cela à côté des grands devoirs sociaux que j'ai énumérés tout à l'heure, au nom de la Biologie, et pour lesquels la loi écrite est radicalement impuissante ?

Comment la loi pourrait-elle réglementer cette préparation de l'hérédité que nous avons signalée en tête des devoirs biologiques de l'homme ? Vous n'avez pas le droit de me faire arrêter par les gendarmes si je compromets, à huis clos, la santé future de mes enfants en fumant de l'opium, en respirant de l'éther, en buvant de l'alcool ou en prenant l'avarie.

Si la loi voulait me faire peur « des yeux futurs de mes enfants », je lui répondrais: mais obligez-moi d'abord à en avoir.

La loi ne peut pas exiger qu'au moment de décider un mariage je prévois la santé de la descendance et je ne m'occupe pas exclusivement de mon plaisir personnel et de mon bonheur individuel.

La loi ne peut pas m'obliger à bien élever mes enfants, à former leur âme, à leur préparer une vie féconde pour la société.....

Non. Pour que l'homme remplisse tous ses devoirs sociaux, il faut qu'il entende une voix, autre que celle de la science positive, de la biologie, de la *science des mœurs*; il faut qu'il entende la voix de la *morale*.

Seule, la morale peut fonder l'obligation et créer le devoir.

La science nous dit : voilà comment tu feras bien de vivre si tu veux vivre conformément aux lois de la biologie. Seule, la morale peut dire: voilà comment tu *dois* vivre.

C'est là la solution toute naturelle des luttes entre l'individu et la société ou l'espèce et de ce que l'on a appelé le conflit entre la morale et la sociologie (basée sur la biologie) ou la crise de la morale.

Georges Palante a signalé vigoureusement, dans une thèse présentée à la Faculté des Lettres de Paris, le conflit et les antinomies entre l'individu et la société.

« En fait, dit-il, les heurts de l'individu et de la société sont incessants. Sans doute, la société dure; mais il en est d'elle comme d'une machine grinçante, qui marche par à-coups et au prix de heurts incessants. La durée de la société n'empêche pas ce fait, non moins incontestable: la résistance de l'individu à la contrainte sociale; sa révolte, ouverte ou sourde, contre la compression qu'il subit..... Il y a là une antinomie analogue à celle que Schopenhauer a découverte entre l'individu et l'espèce. L'individu est sacrifié à la société comme il est sacrifié à l'espèce. »

« Le problème soulevé par Palante n'est d'ailleurs pas neuf, continue Georges Bohn. S'il fallait citer tous les auteurs, qui, non seulement ont posé ce problème, mais l'ont considéré comme le problème central de la morale contemporaine, ce serait presque tous les grands noms de la littérature et de la philosophie qu'on pourrait citer. Durkheim lui-même reconnaît la possibilité d'un conflit entre l'individu et la société; et il déclare expressément se séparer des philosophes, qui, comme Spencer, admettent que la vie sociale est une vie spontanée et naturelle à l'individu. »

Les idées, exposées par Palante, ont paru tellement révolutionnaires et subversives que, toujours au rapport de Georges Bohn, le manuscrit de la thèse a été refusé le 1er novembre 1911 et rendu à son auteur.

Ce tableau d'une société, tiraillée par des batailles incessantes entre l'individu et la collectivité, est, en fait, exactement celui d'une société régie exclusivement par la biologie, armée de la loi écrite, mais privée du concours de la morale.

Une société, ainsi organisée et dirigée, ne pourrait pas vivre.

Mais tout cela est évité, tout conflit entre l'individu et la société est écarté, si la morale apporte sa collaboration à la science biologique pour régler la conduite individuelle et organiser la vie sociale: *la morale fait à l'homme l'obligation de remplir les devoirs que la biologie formule.*

L'on ne saurait, écrivait récemment Henry Bordeaux, « l'on ne saurait affaiblir, altérer les forces morales — qu'il s'agisse d'un individu ou d'une société — sans atteindre la santé physique et c'est l'hygiène qui commande de les développer ». Oui; c'est la biologie qui commande de développer les forces morales.

Il faut donc se garder d'opposer, comme le voulait Diderot, l'homme naturel à l'homme civilisé et à l'homme moral; l'homme naturel, vrai et normal, est l'homme qui se conforme aux règles de la société et aux règles de la morale.

Car, sans la morale, l'art biologique de vivre n'existe pas.

Je crois que cette formule peut être acceptée par tout le monde. Mais elle ne me paraît pas suffire encore pour assurer à la société humaine la vie, le développement et le progrès auxquels elle a droit.

La morale naturelle, dont je viens de parler, suffit à faire remplir par l'homme beaucoup de ses devoirs sociaux; à quelques intelligences d'élite, exceptionnellement supérieures, elle peut suffire, ou du moins elle suffit en fait, pour leur faire remplir *tous* leurs devoirs sociaux, mais elle ne suffit pas à la grande masse des intelligences humaines.

La morale naturelle ne suffit pas à imposer aux hommes l'esprit de sacrifice, d'abnégation et d'amour du prochain, indispensable pour que la société humaine vive et prospère. Il faut encore le concours de la morale révélée, la morale de l'Evangile.

La morale naturelle peut dire à l'homme: ne faites pas à autrui ce que vous ne voudriez pas qu'on vous fît à vous-même.

Seul, l'Evangile peut dire aux hommes: faites à autrui ce que vous voudriez qu'on vous fît à vous-même; aimez votre prochain comme vous-même; sacrifiez-vous, dévouez-vous pour lui.

Seul, l'Evangile peut vous dire que cet amour

du prochain doit être étendu à vos ennemis, à ceux qui vous ont fait du mal : « à vous, qui m'écoutez, je dis : aimez vos ennemis, faites du bien à ceux qui vous haïssent. Bénissez ceux qui vous maudissent et priez pour ceux qui vous calomnient. Si un homme vous frappe sur une joue, présentez-lui l'autre. Et si quelqu'un vous enlève votre manteau ne l'empêchez point de prendre aussi votre tunique..... Si vous n'aimez que ceux qui vous aiment, quel mérite avez-vous ? Car les pécheurs aiment aussi ceux qui les aiment. Et si vous faites du bien à ceux qui vous en font, quel mérite avez-vous ? Car les pécheurs font de même. »

Et saint Matthieu complète saint Luc : « bienheureux ceux qui sont miséricordieux, parce qu'ils obtiendront eux-mêmes miséricorde..... Alors Pierre, s'approchant, lui dit : Seigneur, combien de fois mon frère péchera-t-il contre moi et lui pardonnerai-je ? Jusqu'à sept fois ? Jésus lui répondit : je ne vous dis pas jusqu'à sept fois, mais jusqu'à septante fois sept fois. »

Voilà ce qu'il faut connaître et comprendre pour appliquer les lois biologiques des sociétés humaines, pour organiser une société humaine prospère, grandissante et vraiment digne de ce nom.

En dehors de ces enseignements divins, les prescriptions de la biologie restent lettre morte et le

monde est condamné à être envahi et gouverne
par les égoïstes.

Or, l'égoïste, alors même qu'on l'appelle égo-
iste, individualiste, égocentriste, est un être aso-
cial ou insociable, devenant facilement un anti-
social : c'est un tyran ou un insurgé, suivant qu'il
réussit ou non ; il est un danger pour la société,
au lieu d'être, pour elle, un artisan de fortune, de
prospérité et de progrès.

Comme je le disais ailleurs, nul ne peut être
tenu d'agir dans son intérêt, encore moins dans
celui de l'espèce. Si je veux ne rien donner aux
malheureux, si je veux dépenser tout mon argent
en débauches et me suicider après, en vertu de
quels principes la science m'arrêtera-t-elle, du
moment que je ne transgresse pas la loi civile,
que j'ai fait mon service militaire et que je paie
mes impôts ? Pourquoi serais-je obligé de nourrir
mon vieux père ou d'assister mes parents malades ? Ce sont des bouches inutiles, des non-valeurs
pour la société. Pourquoi donnerais-je mon argent
à des œuvres de sauvetage de l'enfance ? pour
sauver quelques êtres souffreteux qui ne rappor-
teront rien ni à moi ni à l'espèce, d'autres qui
même nuiront à l'espèce, si nous les laissons vivre.
Il vaut mieux l'Eurotas.....

D'autre part, tout le monde reconnaît bien qu'il
n'y a pas de société humaine possible sans assistance des vieillards, des infirmes, des enfants, des
malades, des débiles..... Assistance dans les lois

et assistance dans les mœurs. Il n'y a pas de fondation et d'organisation de la famille, il n'y a pas d'éducation des enfants sans amour, dévouement, abnégation et sacrifice.....

Et ainsi apparaît cette grande vérité que pour « vivre », pour apprendre à vivre, pour organiser sa vie dans le sens biologique, c'est-à-dire dans le sens du progrès constant et indéfini de l'espèce et de la société humaine, l'homme doit demander à la biologie les formules qui synthétisent et précisent le but à atteindre; mais il doit demander à la morale et à l'Evangile les lumières complémentaires nécessaires pour remplir ces devoirs sociaux dans toute leur étendue et dans toute leur rigueur.

Pour « vivre », l'homme et la société humaine doivent, en dernière analyse, demander leur orientation et leur direction à Celui qui a dit: je suis la voie, la vérité et la Vie !

II

La Matière et la Vie

1. — Objet de la conférence : existence et valeur d'une science spéciale de la matière vivante biologique.

Appelé à parler sur « la matière et la vie », je dois d'abord rappeler que l'objet de cette série de conférences est « la valeur de la science ».

Je dois donc exclusivement me demander s'il *existe* une science spéciale de la matière vivante, une science biologique, distincte de la science physicochimique, et quelle est la *valeur* de cette science.

C'est-à-dire que, laissant absolument de côté le point de vue philosophique, je dois me limiter strictement au point de vue scientifique.

C'est d'ailleurs là un terrain, relativement facile, mieux à ma portée, le terrain des faits acquis, sur lequel je crois que l'accord pourra s'établir aisément et qui a en même temps une grande importance. Car ces faits, scientifiquement établis, constitueront un point d'appui et un point de départ solides pour les dissertations philosophiques ultérieures.

La question se pose très simplement ainsi : les phénomènes vitaux sont-ils différents et doivent-ils être séparés des phénomènes physicochimiques et par suite être l'objet d'une science distincte ? La biologie a-t-elle une valeur scientifique propre ?

Il faut tout d'abord formuler les deux propositions suivantes :

1. La matière est la même dans les corps vivants et dans les substances mortes ou inanimées ; les lois mécaniques, physiques et chimiques s'appliquent dans les deux cas ;

2. Les êtres vivants diffèrent de la matière inerte par un certain nombre de caractères, qui rendent moins évidente que dans la matière inerte l'application immédiate des lois physicochimiques.

Il n'est pas nécessaire d'insister pour établir la première proposition.

La matière vivante est composée des mêmes corps simples que la matière morte : carbone, hydrogène, oxygène, azote.....; on fabrique, par synthèse chimique, les produits les plus compliqués de la vie, comme l'urée ; les rayons Rœntgen traversent les muscles et sont arrêtés par les os chez l'être vivant comme sur le cadavre.....

La seconde proposition est non moins évidente : les être vivants diffèrent des mêmes corps morts ; aux mêmes agents physicochimiques ou mécaniques la matière vivante répond autrement que la matière morte.

« Une truite, dit Le Dantec, remonte le courant d'une rivière qui entraîne un morceau de bois ; une hirondelle vole contre le vent ; une souris court sur un plancher horizontal, dans un air immobile, alors qu'un ballon d'enfant placé sur le même plancher ne remue pas ».

L'homme se tient debout, l'arbre se développe
de bas en haut, tandis que le cadavre de l'homme
ou l'arbre mort obéissent à la pesanteur et tom-
bent. L'homme vivant et le cadavre se comportent
tout différemment vis-à-vis de la chaleur et du
froid : le second ne présente que des phénomènes
de conductibilité physique et de modifications chimiques, tandis que le premier réagit et maintient
sa température propre au pôle ou dans les puits de
Pictet comme à l'Equateur ou dans une étuve.....

Ainsi, grossièrement et superficiellement énoncé.
le fait est admis par tout le monde ; il est presque naïf de le répéter.

Il était cependant nécessaire de le rappeler pour
bien préciser notre sujet : identique, comme composition chimique, à la matière inerte, la matière
vivante présente des caractères différents de ceux
de la matière inerte. Quels sont ces caractères ?

Voilà la question telle qu'on la pose sur le terrain scientifique. On remarquera que, même ainsi
limitée et réduite, la question est encore grave et
controversée, parce que tous les auteurs ne sont
pas d'accord sur l'importance et l'interprétation
de ces caractères différentiels.

Mais, par cette limitation, nous nous maintenons
sur le terrain des faits positifs et de l'observation
scientifique et nous laissons de côté, il faut le
répéter, tous les côtés philosophiques et métaphysiques de la question : car nous ne parlons et

ne parlerons que d'êtres vivants, de phénomènes
vitaux, de lois biologiques; et nous ne nous occuperons pas de l'existence ou de la non existence
d'un principe vital, de son identification ou sa non
·identification au principe de la pensée; nous ne
nous occuperons ni de l'origine des être vivants,
ni de l'évolution des espèces, ni de l'avenir de
l'homme au-delà de la mort.....

Non certes que je nie l'importance de toutes ces
questions. J'ai, sur ces redoutables problèmes, une
opinion et des convictions personnelles; et ce n'est
ni pour les cacher ni pour les altérer que j'écarte
ces points de vue. C'est uniquement parce que le
sujet, exclusivement positif et scientifique comme
je l'ai limité, m'apparaît plus conforme à l'idée
qui a présidé à l'organisation de ces conférences
et est d'ailleurs tellement vaste et grave par lui-
même que je ne pourrai, dans une heure, indiquer
que le plan et les idées maîtresses de ma démonstration.

La question étant ainsi posée, pour déterminer
les caractères qui distinguent la matière vivante
de la matière inanimée, je n'emploierai naturellement que la méthode scientifique.

Nous tâcherons de dégager les caractères communs à tous les êtres vivants et aux seuls êtres
vivants par l'observation des êtres les plus simples
et aussi par l'observation des animaux supérieurs,
parce que le perfectionnement de la vie rend plus

facile l'analyse. Mais, chez les uns et chez les autres, nous n'emploierons, je le répète, que la méthode positive ou expérimentale.

Nos conclusions resteront donc scientifiques et positives, même si elles nous conduisent à admettre l'existence et la valeur d'une science biologique distincte des sciences physicochimiques.

Contestant cela, certains auteurs ont voulu opposer les doctrines *vitalistes* et les doctrines *scientifiques* de la vie et dénier aux vitalistes le droit de n'employer que la méthode scientifique.

Ainsi le professeur Le Dantec, qui a écrit des plaidoyers éloquents sur la mécanique de la vie, en faveur de la théorie mécanique et physicochimique de la vie, qui est « convaincu aujourd'hui que la vie est le résultat d'un ensemble de phénomènes concomitants, qui sont tous du domaine de la physique et de la chimie », le professeur Le Dantec divise très simplement les théories de la vie en deux groupes : les théories *mécanistes* et les théories *mystiques*.

« Je définirai le mécanisme, précise-t-il, en disant simplement que c'est la négation du mystère, l'affirmation de la possibilité d'étudier *scientifiquement* tout ce qui est connu de l'homme ». — Et plus loin : c'est sur le domaine de la biologie « que s'est cantonnée la lutte entre les mystiques et les adeptes de la méthode scientifique ».

Comment, après ces déclarations, tous les biologistes ne seraient-ils pas mécanistes pour ne pas être accusés de mysticisme !

Je crois qu'on peut échapper à ce dilemme posé par le professeur de Biologie générale à la Sorbonne; qu'on peut rester dans le domaine positif, ne pas verser dans le mysticisme, n'employer que la méthode scientifique et conclure cependant à l'existence dans la matière vivante de phénomènes différents de ceux que l'on observe dans la matière morte.

J'ai dit ailleurs (et Le Dantec me l'a beaucoup reproché) que la biologie a des limites, qu'elle ne représente pas, à elle seule, toute la science et toutes les connaissances humaines; j'ai dit qu'elle se distinguait de la physicochimie (et j'arriverai à cette même conclusion à la fin de cette conférence); mais rien dans ces assertions (que je crois toujours vraies) ne peut être interprété comme la pensée d'enlever à la biologie son caractère scientifique pour la noyer dans le mysticisme.

En restant, pour l'étude des être vivants, sur le terrain scientifique et positif on peut aboutir à autre chose qu'à la physicochimie; j'essaierai de vous montrer, ce soir, qu'on peut conclure à l'existence d'une science spéciale de la matière vivante: la biologie, qui ne serait ainsi une émanation et une incarnation ni de la mécanique ni de la physicochimie, ni du mysticisme.

2. — Caractères spécifiques de l'être vivant : activité, unité (défense de la forme et du type de l'individu et de l'espèce) dans le changement et l'évolution, de la naissance à la mort

Quels sont donc les *caractères spécifiques* de l'être vivant ?

Les plus importants de ces caractères sont résumés dans cette vieille définition, qui reste toujours vraie : *l'être vivant est un individu, qui naît, se nourrit, se développe, se reproduit et meurt.*

Pendant toute sa vie, l'individu absorbe, assimile, transforme et désassimile ; il se nourrit et rejette les déchets de sa nutrition.

La chose est déjà très nette chez l'amibe, qui est un être vivant composé d'une seule cellule.

Chez l'animal supérieur, la fonction se divise ; il est plus facile de l'analyser et de la comprendre dans ses détails.

Par le poumon et par le tube digestif, l'homme reçoit la matière extérieure ; il la modifie, l'absorbe, fixe en lui ce qui lui est nécessaire et élimine les résidus de ces transformations. Par le système nerveux, il reçoit l'énergie, l'emmagasine, la transforme, puis l'émet sous les formes nou velles de mouvement, pensée, langage.....

Pendant une certaine période, cette nutrition entraîne, non seulement la continuation de la vie, mais aussi l'accroissement du corps. Puis il y a une période d'état stationnaire et enfin une période d'involution qui se termine par la mort.

La mort marque la fin de la vie de l'individu, comme la naissance en avait marqué le commencement. Mais, avant et après l'individu, la vie existait chez les parents et se continue chez les enfants. Seule, la vie individuelle est limitée dans le temps.

L'*individualité* est donc le grand caractère primordial de l'être vivant, caractère qu'il ne présente que de la naissance à la mort, c'est-à-dire exclusivement dans les limites de temps où il est un être vivant.

Dans l'évolution de cette individualité on voit déjà apparaître une *finalité* remarquable, vers la conservation de l'individu et de l'espèce avec leur type propre.

Ainsi, dans toutes les périodes de sa vie, quand il s'accroît comme quand il se maintient et quand il décline, l'être vivant conserve sa *forme* et tous ses caractères spécifiques, et, dans la génération, il transmet à sa descendance cette même forme et ces mêmes caractères spécifiques.

Ceci n'est pas seulement vrai pour les grandes espèces fixées d'animaux supérieurs (pour lesquels la chose est hautement évidente) mais encore pour les être vivants inférieurs.

Le Dantec a très heureusement montré combien, chez l'amibe, dont la forme varie à chaque

instant « sous l'influence des hasards qu'elle rencontre dans le milieu (obstacles résistants, substances chimiques dissoutes, radiations.....) », la
forme reste tellement la même que, dans la même
préparation microscopique, on continue à reconnaître deux amibes appartenant à des espèces
différentes, « malgré leurs déformations incessantes », même si on a quitté des yeux l'oculaire et
si on est resté quelques minutes sans les observer.

Le professeur de la Sorbonne continue très justement : « sans doute, nous pourrions en dire autant d'un cristal quelconque ou d'un caillou ; mais,
quand nous reconnaissons un cristal ou un caillou, les corps bruts n'ont subi, dans l'intervalle,
aucune modification ; nous les reconnaissons parce
qu'ils n'ont pas changé, parce qu'ils n'ont pas
rencontré, dans le milieu, les agents, qui, en les
attaquant, les auraient détruits. En d'autres termes, c'est passivement que ces corps sont restés,
par hasard, semblables à eux-mêmes..... Un corps
vivant, en train de vivre, et qui néanmoins reste
reconnaissable, est à chaque instant le siège d'une
transformation chimique intense. Loin d'être au
repos passif, comme le caillou, il est, dans toutes
les parties de son être, l'objet de changements
incessants. Sa substance tout entière se renouvelle et se renouvelle aux dépens d'éléments chimiques *différents* empruntés au milieu qui l'entoure ; au bout de quelque temps, on peut dire,
sans exagération, que le corps vivant ne contient

plus un seul des atomes qui le constituaient primitivement; et cependant on le reconnaît; il conserve avec ce qu'il était précédemment une ressemblance très remarquable. *C'est cette ressemblance dans le changement qui est caractéristique de la vie.* »

J'ai tenu à citer ce passage en entier, d'abord parce qu'il émane d'un biologiste aussi compétent qu'impartial (ou tout au moins insoupçonnable de partialité en faveur des doctrines vitalistes).

Puis, il est impossible de montrer plus nettement et avec plus de force cette grande fonction de *défense* que nous verrons être la vraie caractéristique de la vie: en perpétuelle réaction vis-à-vis du milieu, l'être vivant évolue constamment et néanmoins défend invariablement sa forme ou au moins la forme et le type de l'espèce.

De tout cela résulte donc l'affirmation de l'*unité* et de l'*activité propre* de l'être vivant.

C'est Le Dantec qui le proclame encore très justement: « la biologie moderne a mis en évidence la prodigieuse unité du mécanisme vital; elle nous a appris en particulier que, dans un individu à l'état de santé, il n'y a pas de phénomène vraiment local. Tel changement, qui, pour l'observateur non averti, semble cantonné dans une région limitée de l'organisme, intéresse en réalité toute la machine vivante et est le résultat d'une activité d'ensemble, dans laquelle tout le corps de l'animal entre en jeu d'une manière plus ou moins directe. »

Tous les biologistes sont unanimes pour le reconnaître : tous les phénomènes locaux, chez l'être vivant, sont l'œuvre de l'individu tout entier, que ses parties constituantes ne peuvent pas remplacer.

Quand on considère un bloc de pierre ou une masse cristalline homogène, chaque partie a les mêmes propriétés que l'ensemble et, par la juxtaposition des diverses parties, le tout n'acquiert aucune propriété nouvelle.

Dans l'être vivant, au contraire, aucune partie ne peut remplacer le tout, ne peut même donner l'idée du tout. Rien n'est indépendant; tout concorde, tout s'harmonise vers un seul et même but : la conservation de l'individu et de l'espèce.

C'est le *consensus unus*..... d'Hippocrate.

Voilà la notion essentielle de l'être vivant bien dégagée : unité et activité propre, s'affirmant de la naissance à la mort par la solidarité du fonctionnement de tous les organes et par la défense, contre le milieu, de la forme et du type spécifiques.

L'être vivant est un individu, limité dans l'espace et dans le temps, qui a une évolution propre et se reproduit avant de mourir.

Par ces premières considérations, la matière vivante n'apparaît-elle pas déjà comme profondément différente de la matière brute ou inanimée ?

3. — Objections à la notion d'unité et d'individualité:

a. DIVISIBILITÉ DE L'ÊTRE VIVANT

A cette notion de l'unité et de l'individualité de l'être vivant on a fait de nombreuses objections.

On a d'abord objecté la *divisibilité* des êtres vivants.

Ainsi Vulpian cite les expériences de Trembley sur les polypes d'eau douce et ajoute: « pour nous, dire que le principe vital est divisible, c'est dire qu'il n'existe pas ».

Le fait de la divisibilité des êtres vivants est indiscutable. Mais en quoi est-il incompatible avec l'idée d'unité et d'individualité? Quand un être vivant se divise en plusieurs parties qui vivent à leur tour, il se multiplie et engendre d'autres êtres vivants.

Balbiani coupe un *stentor* en plusieurs tronçons. Certains de ces tronçons continuent à vivre, c'est-à-dire à assimiler, à se développer aux dépens des éléments du milieu. Mais, comme le fait très bien remarquer Le Dantec, « tout tronçon, qui vit, *régénère la forme spécifique du stentor* »; c'est-à-dire que chacun de ces tronçons devient un individu nouveau, avec tous les caractères du stentor initial, avec l'unité, l'individualité, la constance de la forme et des caractères spécifiques des ancêtres.

La règle est générale, continue Le Dantec :
« dans toutes les espèces animales, les expériences
de mérotomie réussissent, c'est-à-dire que la partie tronquée, qui continue de vivre, régénère la
forme spécifique..... chaque substance vivante se
comporte suivant sa nature, suivant son espèce..... ». Et le même auteur cite cet autre exemple remarquable : un morceau quelconque de begonia (fleur, tige, feuille, racine) « reproduit toujours, lorsqu'il est placé dans de bonnes conditions sur du terreau humide, un begonia identique
au begonia parent. Ainsi donc, sous ces apparen-
ces si diverses, de feuille, de fleur, de tige, etc., se
cache néanmoins une identité de composition qui
se manifeste par le phénomène de bouturage ; chaque morceau de la plante, où qu'il soit choisi,
montre une même capacité reproductrice. Cette
notion extrêmement importante, que j'emprunte
au seul begonia, est, je le répète, démontrée vraie
par toute la biologie. »

Ainsi cette objection de la divisibilité de l'être
vivant devient, au contraire, une nouvelle démonstration de l'unité, de l'individualité, de la spéci-
ficité de l'être vivant. Quand il se divise, il se multiplie : c'est là une forme de la génération, que
nous avons dit être aussi un caractère essentiel
de tous les êtres vivants.

La fonction de reproduction la plus élevée et la
plus compliquée peut toujours être ramenée à une
cellule qui se détache d'un être vivant et devient

un être vivant indépendant. La notion ‚d'indivi·
dualité est bien indiscutable pour l'homme et
cependant ce processus de multiplication par divi·
sion existe chez lui comme chez les hydres et les
protozoaires.

|*b*. GREFFES ANIMALES ; VIE ET SURVIE ÉLÉMENTAIRES

A cette même notion de l'unité et de l'individualité de l'être vivant Vulpian a encore objecté les
faits de *greffe* animale: la queue d'un rat, insérée
par Paul Bert sous la peau d'un autre rat s'y
greffe et y vit. Les chirurgiens greffent des mor-
ceaux de peau ; Ollier montre que le périoste fait
de l'os quand on l'insère dans le tissu cellulaire
sous-cutané.....

Que devient l'unité de la vie avec ces fragments
d'être vivant qui vont s'incorporer à un autre être
vivant ?

A cette question des greffes se rattache celle de
la *survie* des éléments de nos tissus et même de
certains organes.

Après la mort d'un supplicié, mes collègues,
Hedon et Gilis, ont montré que le cœur recom-
mence à battre quand on injecte, sous pression,
du sang défibriné dans ses artères coronaires.
Athanasiu et Gradinesco ont réussi à faire sur-
vivre un cœur de grenouille pendant cinq jours
par la circulation artificielle. Les globules du sang
peuvent vivre quinze jours et plus hors de l'organisme.....

Que devient l'unité de la vie de l'individu, si, après sa mort, la vie élémentaire continue pour les différentes parties qui le constituent ?

Ces objections troublantes à la caractéristique, indiquée plus haut, de la matière vivante, ont paru recevoir une nouvelle force et, en tous cas, ont reçu un regain d'actualité saisissante des dernières expériences d'Alexis Carrel.

Ce prestigieux expérimentateur a d'abord opéré la transplantation des vaisseaux sanguins et montré qu'on peut raccommoder en quelque sorte une artère soit avec un fragment d'artère soit avec une veine. Puis il est passé aux organes et a montré qu'on peut changer un rein : on peut extraire les reins d'un animal, les laver et les lui remettre en place ou même les placer chez un autre animal de même espèce à qui on a enlevé ces organes.

Voilà la greffe portée à sa plus haute puissance, s'appliquant à un organe entier et à un organe de haute importance.

De plus, Carrel a montré que ces tissus ou organes à greffer peuvent être conservés un certain temps hors de leur premier propriétaire avant d'être insérés dans le second. Pendant qu'il conserve ainsi les tissus cellulaires hors de l'organisme, il les voit même s'accroître et grandir, c'est-à-dire vivre, d'une vie propre.

C'est là un magnifique développement donné à la doctrine de la survie élémentaire et de la vie

indépendante et autonome des éléments, qui constituent l'être vivant.

Comment concilier tout cela avec notre doctrine
de la vie ?

Dans ses expériences même, Alexis Carrel a
déjà montré le rôle considérable que joue la per-
sonnalité de l'individu dans les transplantations
d'organes.

Quand on transplante un rein d'un animal à un
autre animal de même espèce, les premiers effets
sont aussi bons que si l'on a replacé le rein chez
son premier propriétaire. Mais, à partir du sep-
tième au quinzième jour, les résultats sont différents suivant que le rein a été replacé sur le
même animal ou bien transplanté sur un autre
animal de même espèce. — Dans le premier cas,
tout continue à aller bien indéfiniment. Dans le
second cas, l'animal devient albuminurique et, au
bout de trente jours environ, meurt de néphrite
diffuse.

Ainsi, pour qu'un organe puisse être assimilé
par un être vivant, il faut, non seulement que cet
organe appartienne à un être de la même espèce,
mais encore qu'il ait appartenu au même animal :
nous avons donc là une preuve nouvelle de la
force de l'individualité de l'être vivant et de l'em-
preinte ineffaçable emportée par l'organe détaché.

Mais pour les tissus (la peau par exemple) les
conditions de réussite de la greffe ne sont pas

aussi étroites. Comment concevoir les faits indis-
cutables de survie des éléments et des tissus ?
Comment concilier l'unité de la vie de l'individu
et la vie autonome des éléments constituants de
cet individu, la vie totale et la vie élémentaire ?

Lors de la mort, l'être vivant se disloque, l'individu meurt ; mais certaines de ses parties constituantes continuent à vivre d'une vie propre et
indépendante. Le fait de voir battre le cœur du
guillotiné ou de cultiver et de faire vivre ses
leucocytes n'empêche pas la mort de l'individu :
l'individu est mort, au moment où son unité vitale
s'est disjointe.

C'est avec cette explication que l'on peut accepter la phrase de Virchow : l'homme est une somme
d'unités vitales. Dans son sens absolu et strict,
cette formule n'est pas exacte : l'homme est une
unité ; dès qu'il n'est plus un individu, il ne vit
plus en tant qu'homme. Mais les unités vitales qui
le composaient peuvent continuer à vivre pour
leur propre compte. — Ce sont les phénomènes de
survie des éléments, de vie élémentaire qui se
poursuivent hors de l'organisme.

De même, des phénomènes analogues peuvent
être observés avec des éléments extraits d'un organisme vivant.

Quand un tissu, un fragment de peau par exemple ou un organe, comme le rein, est extrait d'un
animal vivant, il ne fait plus partie de cet individu,

mais il conserve sa vie élémentaire, tant qu'il est maintenu dans les conditions de milieu bien étudiées par Carrel.

Si, à un moment donné, on insère ce tissu ou cet organe à un autre animal vivant; celui-ci s'assimile cette greffe. La vie élémentaire du tissu ou de l'organe est de nouveau incorporée à l'unité vivante de ce nouvel organisme: ce tissu ou cet organe fait désormais partie d'un nouvel être vivant qui présente les mêmes caractères spécifiques que le premier.

L'activité propre de ce second individu qui reçoit et s'incorpore la greffe éclate bien nettement dans les expériences que j'ai citées plus haut: il faut que le tissu greffé *convienne* au nouvel organisme pour être *accueilli* et continuer à vivre; s'il s'agit d'un organe, il faut qu'il provienne du même animal.....

Ainsi la conception de l'être vivant, telle que nous l'avions définie, n'est nullement atteinte par les objections indiquées; elle est au contraire corroborée et complétée par toutes ces recherches et ces expériences nouvelles.

L'être vivant nous apparaît toujours comme un individu qui conserve et défend son unité et son identité; en plus, il nous apparaît composé d'éléments également vivants, dont la vie est absorbée et dirigée par l'individu tant qu'ils ne sont pas séparés de cet individu ou qu'ils ne sont pas incorporés à un nouvel individu.

4. — Objections à la notion de naissance et de mort.

On a fait également des objections à la notion de *naissance* et de *mort,* que nous considérons comme essentielle pour caractériser l'être vivant

a. GÉNÉRATION SPONTANÉE; PRODUCTION ARTIFICIELLE DE LA MATIÈRE VIVANTE

Pour démontrer rapidement et d'une manière décisive l'identité essentielle de la matière brute et de la matière vivante, « il faudrait, dit Dastre. fabriquer de toutes pièces, par la conjonction convenable des matériaux inorganiques, un seul être vivant, fût-ce la plus humble plante ou l'animal le plus rudimentaire. Ce serait, en effet, la preuve irréfutable que l'activité vitale est contenue tout entière en germe dans l'activité moléculaire des corps bruts et qu'il n'y a rien d'essentiel à celle-là qui ne se retrouve dans celle-ci. »

« Malheureusement, ajoute le professeur de physiologie de la Sorbonne, cette démonstration ne peut être donnée. La science n'en fournit encore aucun exemple ».

On a d'abord cru trouver cette démonstration dans là *génération spontanée* : les anciens l'admettaient, même pour certains animaux élevés comme les poissons (Aristote) ou les souris (van Helmont).

Réfutée succesivement pour les espèces situées de plus en plus bas dans l'échelle, la génération spontanée a été définitivement démontrée inexistante par mon maître Béchamp et par Pasteur pour les microorganismes chez lesquels cette doctrine s'était réfugiée.

Récemment, diverses expériences, notamment celles très curieuses du professeur Leduc, ont ramené l'attention sur la même question et essayé d'établir la possibilité de la *génération artificielle* ou *provoquée* des êtres vivants.

Gaston Bonnier a soumis ces expériences à une critique très serrée et conclu « qu'il n'y a entre les précipités chimiques de M. Leduc et les plantes vivantes aucune assimilation possible ».

La loi, formulée anciennement et reprise par Pasteur, reste vraie: « tout être vivant, quelque simple qu'il soit, provient d'un être vivant qui a existé avant lui »; c'est-à-dire la *naissance* (d'un autre être vivant semblable) reste un caractère essentiel de l'individu vivant. Il en est de même de la *mort*.

b. IMMORTALITÉ DE CERTAINS ÊTRES VIVANTS

Dans son *Essai de philosophie optimiste sur la nature humaine,* Metschnikoff s'est fait le défenseur éloquent de l'immortalité des organismes composés d'une seule cellule.

Chez les infusoires et autres protozoaires, dit-il,

« les générations se succèdent avec une grande rapidité, sans qu'il se produise un seul cas de mort : on chercherait vainement un seul cadavre parmi la quantité innombrable d'infusoires grouillants ». Dès lors, il ne faut plus accepter « comme un dogme » cette opinion que la mort est « un attribut inhérent à tout organisme », « naturel » et « inévitable ». De même, chez les animaux plus élevés, les cellules qui « assurent la reproduction de l'espèce sont douées d'immortalité comme les organismes unicellulaires ». On peut « affirmer, preuves scientifiques en main, que, dans notre corps, il y a bien des éléments immortels, ovules et spermies. »

Je résumerai en quelques mots la réponse que j'ai faite à cette manière de voir dans la *Revue de Philosophie*.

Chez l'animal supérieur, au moment de la génération, la vie se continue à la fois dans l'individu générateur et dans les individus engendrés ; le générateur meurt un temps plus ou moins long après la naissance des engendrés : il y a alors un cadavre.

Dans les espèces inférieures, au contraire, il n'y a pas de cadavre, parce que la disparition du générateur et l'apparition des engendrés se confondent : la cellule mère meurt en engendrant les deux cellules filles et, *toute sa substance passant dans celle de ses deux filles*, il y a naissance, mais il n'y a pas de cadavre.

Il est bien conforme aux grands principes de la
biologie générale que les fonctions et les actes de
la vie se spécialisent et se séparent de plus en plus
au fur et à mesure qu'on s'élève davantage dans
l'échelle. Il n'est pas étonnant que l'on trouve, chez
cet être tout à fait inférieur, unicellulaire, la mort
et la génération confondues : le premier individu
mourant en même temps qu'il engendre deux nouveaux individus qui le remplacent complètement.

Comme dit Delage, l'amibe « se divise et, en se
divisant, il disparaît ».

De même, l'hérédité chez les êtres supérieurs
n'implique pas l'immortalité des éléments généra-
teurs. La vie est indéfinie dans le monde et dans
chaque espèce ; mais elle est finie dans l'individu.

La mort, terminaison constante de la vie, reste
un caractère essentiel de tous les êtres vivants.

En somme, nous pouvons bien dire, que, dans
toutes les observations scientifiques récentes comme
dans les anciennes, la matière vivante apparaît,
de plus en plus, absolument différente de la matière inerte.

5. — **La défense de l'individu et de l'espèce contre
la matière, l'énergie et la vie nocives (antixénisme).**

En même temps qu'ils confirmaient les opinions
anciennes, les travaux modernes ont, de plus, par-
ticulièrement démontré et analysé la *défense* de

l'être vivant contre le milieu et ont ainsi creusé davantage le fossé qui sépare la biologie de la physicochimie.

« Être, c'est lutter », a dit Le Dantec; « vivre, c'est vaincre ». En effet, la vie est une perpétuelle bataille, dont l'issue n'est définitivement désastreuse pour l'individu qu'à l'heure de sa mort.

Cette propriété, caractéristique de la matière vivante, de se défendre et de lutter contre l'*étranger* — propriété que j'ai appelée *antixénisme* — s'exerce contre les trois formes que peut prendre et que prend le milieu nocif: énergie, matière, vie.

De l'*énergie* extérieure (lumière, chaleur.....) qui l'assaille constamment et de tous les côtés, l'être vivant accueille ce qui lui est utile, ce qui entretient ses forces et son existence: c'est l'énergie du soleil emmagasinée par les plantes à chlorophylle qui pénètre sous forme d'amidon, de fécules et, une fois dans l'organisme, est libérée et devient la chaleur animale, la force musculaire, l'activité psychique.....

Mais, d'autre part, l'organisme vivant doit lutter contre cette énergie extérieure, pour en régler l'arrivée, pour l'emmagasiner, la dépenser au fur et à mesure des besoins, pour se défendre contre ses écarts brusques ou son intensité trop grande, pour en modifier les formes qui ne sont pas directement utilisables.....

Ainsi, si la lumière arrive trop intense et trop

brusque, les paupières se ferment automatiquement ou tout au moins la pupille se rétrécit (toujours par réflexe) et la lumière ne pénètre qu'en quantité beaucoup moindre.

Pour le son, il y a un appareil d'accommodation tout à fait semblable : à l'arrivée d'un son trop éclatant, l'oreille se défend et évite l'éblouissement auditif.

J'ai déjà fait allusion à notre défense contre la chaleur. L'ouvrier de nos climats tempérés, qui travaille à l'ombre en hiver et au soleil en été, défend la température de son sang contre des écarts qui dépassent certainement cinquante degrés. Et cette défense doit se faire parfois très rapidement : Nansen raconte qu'au Groënland il eut, au même moment, onze degrés au-dessous de zéro à l'ombre et trente et un au-dessus au soleil : sa température propre ne changeait pas malgré ces variations énormes et instantanées.

Vous voyez la différence avec les corps non vivants, dont la température suit celle du milieu.

Plongé dans un milieu froid, le corps brut se refroidit, tandis qu'il s'échauffe, s'il est plongé dans un milieu chaud ; au contraire, l'animal à température fixe, comme l'homme, produit plus de chaleur et s'échauffe quand il fait froid autour de lui, tandis qu'il perd plus de chaleur et se refroidit quand il fait chaud autour de lui.

Pour la *matière,* l'organisme vivant accueille de

même ce qui lui est utile dans l'air ou l'aliment, le transforme, le digère et l'absorbe. Il élimine ce qui lui est inutile ou nuisible.

Et chaque être vivant digère et assimile *spécifiquement,* c'est-à-dire que, comme l'a constaté Le Dantec, « le lapin qui digère accomplit une digestion-lapin, tandis que le mouton qui digère accomplit une digestion-mouton et les résultats de ces digestions spécifiques sont spécifiquement différents..... L'individu vivant, en opérant la digestion d'un corps colloïde alimentaire, exécute un acte spécifique (je dirais même un acte personnel), c'est-à-dire qu'il impose à l'aliment digéré sa marque spécifique, sa marque personnelle, en transformant cet aliment à son usage personnel..... Le corps digéré doit posséder l'estampille du corps digérant. »

De plus, certaines substances utiles, arrivant à l'organisme seulement par périodes, le surchargeraient à certaines heures et lui manqueraient à d'autres, s'il ne se défendait contre cette intermittence des recettes et s'il ne régularisait pas la mise en consommation nutritive.

Ainsi les aliments hydrocarbonés (féculents, farineux, pâtes, sucres.....) constituent le grand combustible de l'organisme, qui en a donc besoin d'une manière constante. Au moment de la digestion, tous ces aliments sont transformés en un sucre spécial, qui est absorbé et passe dans le sang: le sang devrait alors en être surchargé et éliminer par le rein le trop plein, qui lui manquerait ensuite, en attendant le repas suivant.

Grâce à la fonction régulatrice du foie qui emmagasine ces substances et les rend à la circulation au fur et à mesure des besoins, la teneur du sang en sucre reste toujours la même, pendant les digestions et à jeun.

De la même manière, l'organisme vivant se défend contre les excès ou la pénurie de sel, qui joue un rôle important dans le sang au point de vue de l'osmose, c'est-à-dire au point de vue des échanges, constamment nécessaires, entre le sang et les tissus. Le sang doit garder et il garde une tension osmotique fixe, c'est-à-dire qu'il a une composition fixe en chlorure de sodium, quoique l'apport du sel par les repas soit évidemment intermittent et variable.

Cette composition fixe de notre milieu intérieur en sel marin a été rapprochée par Quinton de la fixité du milieu extérieur originel (eau de mer) des êtres vivants. Quoiqu'il en soit de cette hypothèse, il y a là un nouvel et bel exemple de la défense de l'être vivant : *la matière vivante défend son milieu intérieur comme elle défend sa forme vis-à-vis du milieu extérieur.*

L'être vivant se défend encore de même vis-à-vis des *êtres vivants* qui l'entourent, depuis les plus gros et les plus puissants jusqu'aux microbes les plus insinuants.

Cette défense de l'être vivant vis-à-vis des microbes a été beaucoup et très bien étudiée dans tous ces derniers temps.

Cette défense est déjà remarquable à la frontière : dans l'appareil respiratoire, dans le tube digestif, à la peau, dans tous les organes en contact avec le milieu extérieur et pouvant servir de portes d'entrée à l'étranger.

Si ces frontières sont franchies, l'étranger rencontre les ganglions lymphatiques, qui livrent bataille, se tuméfient, peuvent arrêter l'invasion et limiter le mal ; puis il rencontre d'autres organes de défense comme le foie : le professeur Roger a montré qu'il faut soixante quatre fois plus de bacilles charbonneux pour tuer un lapin si ces bacilles passent par le foie que s'ils évitent cet organe.....

La suprême bataille se livre dans le sang lui-même ; les globules blancs ou leucocytes sont les agents principaux de cette lutte ; tout le monde connaît aujourd'hui ce phénomène que Metschnikoff a appelé phagocytose et qui existe comme fait acquis, positif et observé, en dehors de toute doctrine vitaliste et de toute idée préconçue : les leucocytes absorbent, digèrent, neutralisent les corps étrangers et les microbes.....

Quand la victoire de l'organisme est définitive contre l'étranger nocif, les débris des envahisseurs vaincus sont rejetés à l'extérieur par les émonctoires, spécialement par le rein ; et, chose encore

plus remarquable, non seulement l'individu atta-
qué reste maître du champ de bataille, mais,
encore souvent, il est garanti par l'immunité contre
de nouvelles invasions du même microbe.

Dans le sang, en effet, la défense n'est pas exclusivement localisée dans les cellules ; le sérum (c'est-
à-dire la partie liquide du sang) se défend aussi
et acquiert la propriété de neutraliser et de détruire
les poisons spéciaux des microbes qui l'avaient
envahi ; et, après la fin de la lutte, ce sérum garde
cette propriété, il reste armé contre les attaques
ultérieures du même microbe : l'animal est *immu-
nisé* contre cette maladie.

Ainsi on injecte des poisons diphtéritiques au
cheval ; il se défend et son sérum acquiert des propriétés antidiphtériques qu'il conserve à la suite.
Bien mieux : ce sérum de cheval, ainsi préparé, injecté à l'homme, immunise cet homme contre la
diphtérie et, injecté à un homme déjà atteint de
diphtérie, l'aide puissamment à en guérir.

C'est ainsi, en utilisant la défense du sérum contre les infections, qu'on a découvert le moyen de
vacciner contre la fièvre typhoïde et de guérir la
méningite cérébrospinale.

On s'est fort agréablement moqué du langage
adopté par les médecins pour exposer ces phénomènes curieux. Le Dantec a publié un « pamphlet
satirique contre le langage pathologique actuel »
et a comparé les agglutinines, les précipitines.....

que nous admettons derrière les phénomènes d'agglutination, de précipitation..... à la vertu dormitive proclamée par Molière pour l'opium.

On a évidemment tort si l'on croit, avec ces mots, donner l'*explication* de ces phénomènes complexes. Mais si l'on s'en sert uniquement pour exposer les faits, la critique perd toute portée.

Il serait fâcheux de croire que ces critiques, quelque spirituelles qu'elles soient, atteignent autre chose que le langage, atteignent les faits euxmêmes.

Le Dantec admet parfaitement que, dans la lutte des colloïdes vivants, les uns contre les autres, quelques-uns « sont fabriqués de toutes pièces, spécialement pour le combat contre un ennemi déterminé, tandis qu'un colloïde mort, si puissante que soit son action diastasique, ne peut utiliser que les armes qu'il possédait avant la déclaration de guerre ». Le même auteur ajoute : « c'est là ce qui caractérise le corps vivant et lui fait une place à part au milieu des corps colloïdes ».

Tous ces faits de défense antixénique contre l'énergie, la matière et la vie nocives, scientifiquement observés et positivement acquis, constituent donc un nouveau caractère extrêmement important, qui distingue foncièrement la matière vivante et oblige à en faire l'objet d'une science spéciale, distincte de la physicochimie.

6. - Objections à la notion d'antixénisme.

a. FINALITÉ ET DÉTERMINISME

Tous ces faits de défense de la matière vivante ont naturellement soulevé une série d'objections; et tout d'abord on a vu très justement que ces phénomènes d'antixénisme impliquaient une véritable *finalité* dans tous les actes de la matière vivante.

Et alors on a évoqué le spectre de Bernardin de Saint-Pierre et de ses dissertations finalistes au sujet de la puce noire sur le drap blanc; on a crié à la résurrection des idées empruntées aux matelots danois par Reichenbach et d'après lesquelles les tarets, ces mollusques, « qui s'implantent dans les bois immergés, et perforent les pilotis » sont « des êtres bienfaisants qui détruisent les carcasses des navires naufragés, dangereuses pour la navigation ».

Georges Bohn, qui cite cette explication bizarre, ajoute : « on *explique* les diverses particularités présentées par un être vivant en invoquant l'utilité qu'elles offrent pour cet être..... Les raisonnements des savants finalistes ne valent guère mieux que ceux des matelots danois. Tous les grands esprits, promoteurs du mouvement scientifique, ont condamné l'emploi des causes finales comme moyen d'*investigation* scientifique. Qu'il me suffise de citer ici Bacon, Diderot et Gœthe..... avec les progrès de la science, le domaine des idées finalistes s'est de plus en plus restreint. Des sciences les plus évoluées, la physique et la chimie, elles sont désormais exclues..... En biologie, les idées finalistes reculent de plus en plus devant l'analyse physicochimique des phénomènes de la vie..... ».

Dans ce passage de Georges Bohn je relève deux mots qui permettent de répondre à l'objection. On nous reproche de vouloir *expliquer* les faits biologiques par la finalité et d'employer les causes finales comme *moyen d'investigation* scientifique.

Nous échapperons au reproche en n'invoquant la finalité ni comme explication ni comme moyen d'investigation. Nous la présentons simplement comme un *fait* et un fait scientifiquement et positivement établi.

Or, ce fait n'est pas discutable.

Le Dantec dit bien quelque part: « aucun corps défini, limité par un contour, ne porte son devenir en soi »; mais ceci veut dire que, seul, l'être vivant, sans son milieu, ne peut pas réaliser sa finalité. Et il dit plus loin: « l'acte vital essentiel est un acte de défense; c'est par un acte de défense que l'être vivant procède à la conquête d'espace qui est le résultat de la vie ».

On peut donc constater et étudier le caractère antixénique des actes vitaux sans tomber dans les dissertations métaphysiques sur les causes finales, sans être obligé, pour cela, d'adopter une doctrine philosophique spéciale.

Le grand argument pour exclure toute idée de finalité de la science positive repose sur l'opposition que l'on veut établir entre le *déterminisme* et la *finalité* (c'est là le titre de l'article de Georges Bohn dans la *Revue des Idées*).

On dit : la finalité implique et le déterminisme exclut une idée de providence, de direction intelligente arrêtée d'avance..... Il faut choisir, pour les phénomènes vitaux, entre la finalité et le déterminisme. Toute la science positive tend à établir de plus en plus que ces phénomènes sont soumis au déterminisme ; donc, dans la biologie scientifique, il n'y a pas place pour la finalité.

Je ne crois pas ce raisonnement inattaquable.

J'admets que les phénomènes biologiques sont déterminés ; leur déterminisme est complexe, mais c'est du déterminisme. Sans cela, ils ne pourraient pas faire l'objet d'une science. Il n'y a pas et il ne peut pas y avoir de science positive des actes dirigés par le libre arbitre.

Ceci est indicutable ; mais pourquoi poser comme un axiome que, dans ce déterminisme complexe, n'est pas comprise, pour les êtres vivants, une finalité spéciale vers la défense et la conservation de l'individu et de l'espèce ? Si nous voulons rester sur le terrain strictement scientifique, nous devons laisser l'observation positive répondre à cette question.

Or, j'ai dit plus haut que l'observation positive, impartiale et sans idée préconçue, établit, comme un fait acquis, cette finalité antixénique chez tous les êtres vivants. Donc, il faut dire: *cette finalité est un des éléments constituant du déterminisme qui régit la matière vivante.*

Ainsi formulée, cette notion doit être acceptée et est, en fait, acceptée par des biologistes appartenant aux écoles philosophiques les plus diverses.

Une preuve bien importante de l'exactitude de cette manière de voir a été donnée récemment par Charles Richet, qui a repris dans la *Revue des Deux-Mondes* l'étude, en biologie, de ces causes finales, sur lesquelles il avait conversé, en 1902, avec Sully Prudhomme.

« Ce ne sera pas faire de la métaphysique, dit-il d'abord, que de chercher s'il n'y a pas quelque loi générale gouvernant ou inspirant l'évolution des organismes vivants..... Les lois cosmiques, qui ont tous les caractères de la nécessité, sont-elles aveugles ? Ne peut-on déceler en elles comme un plan caché, un dessein, une obscure tendance à un certain *devenir* ? Si oui, c'est qu'il y a une finalité. »

L'éminent physiologiste ne voit pas, lui non plus, la force de l'objection tirée de l'opposition établie entre une fatalité et une finalité. « Car, dit-il, la nécessité n'exclut nullement la finalité. »

« De toutes parts, continue-t-il plus loin, qu'il s'agisse de l'animal sain ou de l'animal malade, qu'il s'agisse de l'homme ou de l'être inférieur, nous trouvons un rapport si étroit entre l'être et les conditions de l'être, qu'il est impossible de ne pas conclure à une adaptation. Cette adaptation est trop évidente pour être niée. Aussi tous les biologistes sont-ils d'accord pour reconnaître que les être vivants sont dans un état de parfaite harmonie avec le milieu qui les entoure, qu'ils sont construits pour vivre et bien vivre, de manière à résister aux innombrables ennemis qui les assaillent à toute heure. »

On n'a pas besoin de voir là « un fait intentionnel »; on peut n'y voir que « la fatale conséquence de la sélection et de l'hérédité ». Mais, « cette influence de la sélection et de l'hérédité, c'est encore la finalité ».

Et d'ailleurs que m'importe ? Je ne tiens qu'au *fait de la finalité,* quelle que soit son origine.

« Toutes les fois, conclut Charles Richet, toutes les fois qu'un professeur enseigne la physiologie ou la biologie, il est forcé de faire appel à la finalité ». Voilà la seule chose qu'il m'importait d'établir: quelle que soit sa doctrine philosophique, tout biologiste doit reconnaître le fait de la finalité défensive de l'individu et de l'espèce chez tout être vivant et par conséquent admettre ce très important caractère distinctif de la matière vivante.

b. DÉFAILLANCES DE LA DÉFENSE ANTIXÉNIQUE
DESHARMONIES PHYSIOLOGIQUES ET PATHOLOGIQUES
LA MALADIE ET LA THÉRAPEUTIQUE

La « faillite des considérations finalistes », disent nos adversaires, a été surtout proclamée après la constatation des *défaillances* de cette finalité biologique ; et tout l'article de Georges Bohn est consacré à l'exposé des *desharmonies* physiologiques et pathologiques que présentent les êtres vivants.

La réalité de ces desharmonies est indiscutable et il serait puéril d'en nier l'existence. Mais la constatation de ces défaillances de la défense n'est contradictoire à aucun des éléments constitutifs de notre conception de la matière vivante.

Jamais nous n'avons revendiqué l'infaillibilité pour cette fonction antixénique. Toutes les fonctions de l'être vivant sont faillibles : l'appareil digestif peut mal digérer, ne pas digérer du tout ou digérer à l'envers ; l'appareil respiratoire peut asphyxier le sujet au lieu de l'hématoser..... Et cependant personne ne peut contester la finalité fonctionnelle de ces appareils.

De même, la fonction de défense a des défaillances nécessaires et prévues. Si elle n'en avait pas, si l'antixénisme était toujours victorieux, l'être vivant ne mourrait jamais.

L'appareil de défense peut même fonctionner à l'envers.

Comme la fonction digestive peut aboutir au vomissement, on peut, dans certains cas, après l'agression par un agent infectieux, observer, au lieu de l'immunité (dont j'ai parlé plus haut), on peut observer ce que Charles Richet a décrit le premier sous le nom d'*anaphylaxie* : c'est-à-dire que une première agression, au lieu de faciliter la défense de l'organisme contre une deuxième attaque, affaiblit cette défense et aggrave les effets nocifs ultérieurs de l'agent pathogène.

Georges Bohn et d'autres ont voulu voir dans ces faits d'anaphylaxie une forte objection à la finalité des actes vitaux.

« La découverte de l'anaphylaxie, dit-il, aura beaucoup contribué à la faillite des considérations finalistes..... L'immunité a été considérée comme un acte de défense de l'organisme ; mais il semble bien difficile de donner une interprétation finaliste de l'anaphylaxie. Ce ne sont plus des substances protectrices qui se forment dans l'organisme ; ce sont, tout au contraire, des substances aggravantes. On conçoit fort bien qu'il y ait utilité pour l'animal à fabriquer, vis-à-vis des poisons, des contrepoisons ; mais on s'explique fort mal pourquoi, dans certains cas, l'animal fabrique, au contraire, à la suite de l'ingestion de substances inoffensives, d'autres substances qui rendent toxiques celles-ci ».

Pour répondre à cette objection, il peut suffire

de dire que, plusieurs années après sa découverte
de l'anaphylaxie, Charles Richet a écrit un article
remarquable, que j'ai cité, pour démontrer le rôle
des « causes finales en biologie ». Il n'a donc pas
vu de contradiction entre cette finalité des actes
vitaux et l'anaphylaxie qu'il connaît cependant
bien.

Et, en effet, il suffit de répéter que la fonction de
défense n'est pas universelle.

Il y a des maladies comme la variole et la fièvre
typhoïde, qui immunisent l'organisme, atteint une
première fois ; il y en a d'autres comme la tuber-
culose et surtout l'érysipèle, pour lesquelles une
première atteinte *prédispose* le sujet à être plus
facilement atteint une deuxième fois et aggrave
une deuxième poussée de la maladie.

De même, il y a des poisons qui suscitent fortement et heureusement la fonction de défense et
développent l'immunité ; il y en a d'autres vis-à-
vis desquels l'homme est mal armé, se défend mal
et qui ont des effets de plus en plus fâcheux pour
lui : ils développent l'anaphylaxie.

On ne pourrait faire, de l'anaphylaxie, une
objection sérieuse à la finalité défensive de l'être
vivant que si l'on avait affirmé d'abord « que tous
les phénomènes qui ont lieu au sein d'un être
vivant lui sont toujours utiles ».

Nous sommes d'accord avec Georges Bohn sur
ce point : affirmer cela serait une « erreur grave » ;
aussi ne l'avons-nous pas dit.

Nous le croyons même si peu que, en médecine,
nous étudions beaucoup les défaites partielles,
transitoires ou définitives, de la fonction antixénique; c'est par l'étude de ces défaillances, suivies
ou non de la victoire finale de l'organisme, avec
leurs terminaisons variables par la guérison ou
par la mort, que nous pouvons édifier une doctrine
de la maladie et de la thérapeutique, parallèle à
celle que nous venons d'exposer pour la vie normale, *une pathologie basée sur l'antixénisme
pathologique comme la physiologie est basée sur
l'antixénisme physiologique.*

Qu'est-ce, en effet, que la *maladie ?*

On a pu croire, au début de la microbiologie, que
la maladie est plus ou moins comparable à l'histoire d'une graine, qui, jetée dans un terrain
approprié, s'y développe, évolue, grandit, étouffe
tout ou meurt elle-même.

On sait aujourd'hui qu'il n'en est rien.

Quand un agent pathogène, triomphant de la
résistance des premiers défenseurs à la frontière,
a pénétré dans l'organisme, il provoque la fonction de défense de cet organisme; et la maladie
n'est pas l'histoire du microbe ou du poison, enva-
hissant et conquérant l'organisme, à la façon des
vers dans le fromage ou sur le cadavre; la maladie
est l'histoire de l'homme vivant, luttant activement
et personnellement contre le microbe ou contre le

poison, pour l'annihiler, le neutraliser, le transformer, l'expulser.

La guérison est la terminaison naturelle de cette bataille quand la victoire reste à l'animal assailli, comme la mort en est la terminaison naturelle quand l'organisme est définitivement vaincu.

On le voit : tous les actes de cette défense, chez l'animal malade, ne sont pas toujours heureux, n'ont pas toujours un effet utile pour le malade.

Ainsi, la fièvre, l'inflammation, la toux, le vomissement..... sont, initialement et dans beaucoup de cas, des actes de défense de l'organisme malade ; mais ils ne sont pas toujours utiles ; par leur intensité, par leurs caractères ils peuvent devenir fâcheux, nuisibles.

Ils font alors *indication,* c'est-à-dire que le médecin, qui les respecte ou même les provoque dans certains cas, est obligé de les combattre dans d'autres : d'où l'utilité de la *thérapeutique* médicale.

Cette thérapeutique doit, pour être rationnelle et efficace, s'inspirer des mêmes principes généraux que la pathologie elle-même.

Quand, avec le sérum antidiphtérique on guérit la diphtérie ou quand, avec certaines préparations d'arsenic, on combat victorieusement l'avarie, on n'envoie pas dans l'organisme un antidote qui entame la lutte directe, corps à corps, avec le bacille de Lœffler ou avec le tréponème ; on s'adresse à l'organisme lui-même et on le sollicite

à se défendre plus énergiquement et plus efficace-
ment contre l'étranger qui menace de le tuer.

Et ceci n'est pas une vue de l'esprit.

Le 606 guérit rapidement des nourrissons syphi-
litiques, alors qu'on l'a injecté à la mère et que le
lait de la mère n'en contient point : la guérison du
nourrisson est bien due, non à l'action directe de
l'arsenic contre le tréponème, mais à l'action de
l'antitoxine développée chez la mère et par la mère.

L'atoxyl qui guérit le choléra des poules n'altère
même pas la mobilité et l'agilité des spirilles de
cette maladie, quand il est directement mis en leur
présence dans un verre de montre.

Donc, pour toutes ces actions thérapeutiques, il
faut l'intervention du malade, de l'organisme vivant
lui-même. C'est l'organisme vivant qui fait sa guérison comme il fait la maladie ; le médecin et le
remède ne font que l'aider dans cette défense vic-
torieuse, qui affirme, mieux que tout, la *finalité
antixénique, grande caractéristique de l'être vivant.*

7. — Conclusions.

Je n'ai pas le temps d'insister. Mais il me sera
permis, en abordant les conclusions, de montrer
l'*utilité* et la *fécondité* de ces doctrines.

Mon distingué collègue de la Faculté de Montpellier, le professeur Bosc, vient de publier dans
la *Revue philosophique* un important travail sur

« l'inutilité du vitalisme ». Il ne faut pas exagérer la portée de ce titre, piquant, qui frappe surtout parce qu'il est écrit dans la vieille École de Barthez.

Au fond, Bosc proclame surtout l'inutilité des discussions philosophiques, métaphysiques et ontologiques sur le principe vital. Mais il dit, dès les premières lignes de son mémoire : « le véritable savant perçoit la nécessité supérieure de se créer des idées directrices, il veut, pour cela, garder la liberté de nouer des relations (qu'il vérifiera plus tard dans le laboratoire) entre des faits et des idées qu'aucun lien ne paraissait jamais devoir réunir ». Et, dans les dernières lignes, il annonce un mémoire ultérieur, dans lequel il montrera « de quelle importance capitale est, pour la médecine, la solution de la nature du problème de la vie. La façon dont on le résout, dit-il, entraîne notre conception de la nature de la maladie et devient la véritable source de nos idées directrices en thérapeutique générale ».

Donc, mon collègue est d'accord avec nous pour proclamer que, s'il est inutile de parler en médecine de principe vital, il est au contraire nécessaire de parler de la nature des phénomènes vitaux.

Il est donc utile, en pratique, d'étudier la question posée au début de cette conférence : la matière vivante diffère-t-elle de la matière inerte par des caractères assez importants et assez précis pour

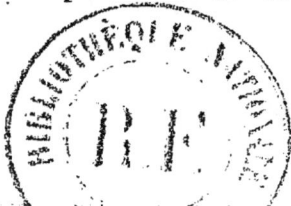

justifier une science (la biologie) distincte de la science physicochimique ?

A cette question, posée sur le seul domaine de la science positive, j'ai cru pouvoir répondre, au nom de cette science : oui ; les phénomènes vitaux ne diffèrent pas seulement par leur complexité des phénomènes physicochimiques ; il y a une fixité dans le temps et dans l'espace, une évolution de la vie à la mort avec conservation de la forme et du type de l'espèce, une individualité et une activité propres, enfin une défense vis-à-vis de l'étranger..... qui constituent à la matière vivante des caractères spéciaux, qui font obéir la matière vivante à des lois spéciales et nécessitent par conséquent une science spéciale.

Ces conclusions montrent l'étendue et les limites de la contribution que la science biologique apporte à la doctrine de la vie.

Les *philosophes* partent de ces données positives pour étudier ensuite les questions qui leur sont réservées.

C'est ainsi que Bergson, qui représente magistralement le travail philosophique contemporain sur l'essence de la vie, part d'abord des faits démontrés par le biologiste : pour lui comme pour nous, le « corps vivant est isolé et clos par la nature elle-même....., c'est un individu et, d'aucun autre objet, pas même du cristal, on ne peut en dire autant, puisqu'un cristal n'a ni hétérogénéité de parties ni diversité de fonctions »; il est « unité multiple et multiplicité une »; dans l'être vivant, on remarque « une admirable division du travail, une merveilleuse solidarité entre les parties, l'ordre parfait dans la complication infinie »; un contraste frappant « entre la complication à l'infini de l'organe et la simplicité extrême de la fonction »; « la vie qui évolue à la surface de notre planète est attachée à de la matière..... elle est rivée à un organisme qui la soumet aux lois générales de la matière inerte. Mais tout se passe comme si elle faisait son possible pour s'affranchir de ces lois. Elle n'a pas le pouvoir de renverser la direction des changements physiques, telle que le principe de Carnot la détermine. Du moins se comporte-t-elle absolument comme ferait une force qui, laissée à elle-même, travaillerait dans la direction inverse..... ».

Voilà une série de considérations communes aux biologistes et aux philosophes. Mais ensuite le philosophe s'élève plus haut et discute une série de questions inaccessibles au biologiste.

C'est ce que fait Bergson quand il étudie la notion de temps et d'espace en soi, quand il veut préciser le sens du mot finalisme; quand il discute si, dans l'être vivant, l'harmonie se trouve « plutôt en arrière qu'en avant », c'est-à-dire s'il y a ou non un plan « donné par avance », si l'unité de l'être vivant est « donnée au début comme une impulsion » plutôt que « posée au bout comme un

attrait »; quand il se demande si, en biologie, il
faut parler de « lois » ou de « direction », quand
il parle de « l'élan vital ». (Claude Bernard disait
« l'idée directrice » et mon maître Alfred Fouillée
aurait dit « l'idée-force »); quand, avec Dunan,
il pense que la vie « transcende la finalité ».....

On comprend aisément que je n'aborde pas ces
sujets élevés, et pour cause.

D'ailleurs, en me limitant ainsi au seul point de
vue de la science positive dans cette étude de la
matière vivante, je reste le disciple fidèle de mon
grand ancêtre Barthez, — qui, collaborateur de
d'Alembert pour l'*Encyclopédie,* a toujours rigou-
reusement appliqué à la médecine la méthode de
Bacon et disait: « dans la philosophie naturelle,
on ne peut connaître les causes générales que par
les lois que l'expérience, réduite au calcul, a découvertes dans la succession des phénomènes. On
peut donner à ces causes générales, que j'appelle
expérimentales et qui ne sont connues que par
leurs lois, que donne l'expérience, les noms syno-
nymes et pareillement indéterminés de principe,
de puissance, de force, de faculté, etc. Toute explication des phénomènes naturels ne peut en indiquer que la cause expérimentale. Expliquer un
phénomène se réduit toujours à faire voir que les
faits qu'il présente se suivent dans un ordre analogue à l'ordre de succession d'autres faits qui
sont plus familiers et qui, dès lors, semblent être

plus connus..... Dans toute science naturelle, les hypothèses qui ne sont pas déduites des faits. propres à cette science et qui ne sont que des conjectures sur les affections possibles d'une cause occulte, doivent être regardées comme contraires à la bonne méthode de philosopher. »

Et, dans un grand discours sur le principe vital (1792) le chancelier de l'Université de Montpellier répète : « la meilleure manière de philosopher, celle du moins qui peut être pour l'esprit un exercice utile, consiste à omettre l'essence des choses et à débattre les liens et les rapports des phénomènes ».

C'est en m'efforçant d'appliquer exclusivement ces principes et cette méthode d'investigation scientifique, c'est-à-dire en étudiant non l'*essence* de la vie mais les *liens* et les *rapports* des phénomènes vitaux, que j'ai essayé, ce soir, de vous montrer en quoi la matière vivante diffère de la matière inerte, comment elle est régie par des lois spéciales et pourquoi elle doit être l'objet d'une science particulière, la biologie, distincte de la physicochimie.

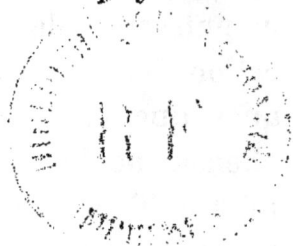

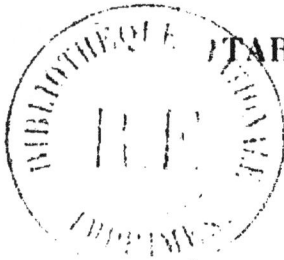

TABLE DES MATIÈRES

I. "Vivre"
Les lois biologiques de la famille et de la société humaines

II. La Matière et la Vie.

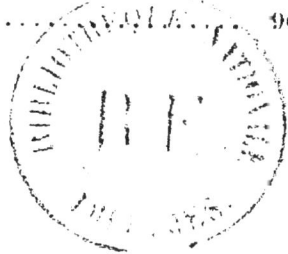

www.ingramcontent.com/pod-product-compliance
Lightning Source LLC
Chambersburg PA
CBHW071527200326
41519CB00019B/6101